# 脑血管内治疗

监　修　吉村绅一

主　编　吉村绅一　高木俊范

主　审　梁传声　赵传胜

主　译　温志锋　王春雷　胡　鹏

北方联合出版传媒（集团）股份有限公司

辽宁科学技术出版社

·沈　阳·

©2023 辽宁科学技术出版社

著作权合同登记号：第 06-2021-220 号。

**图书在版编目（CIP）数据**

脑血管内治疗 /（日）吉村绅一，（日）高木俊范主编；温志锋，王春雷，胡鹏主译. — 沈阳：辽宁科学技术出版社，2023.4（2023.5重印）

ISBN 978-7-5591-2730-3

Ⅰ.①脑… Ⅱ.①吉… ②高… ③温… ④王… ⑤胡… Ⅲ.①脑血管疾病—介入性治疗 Ⅳ.①R743.05

中国版本图书馆CIP数据核字（2022）第151893号

出版发行：辽宁科学技术出版社
　　　　　（地址：沈阳市和平区十一纬路25号　邮编：110003）
印 刷 者：辽宁新华印务有限公司
经 销 者：各地新华书店
幅面尺寸：210mm×285mm
印　　张：12
插　　页：4
字　　数：280千字
出版时间：2023年4月第1版
印刷时间：2023年5月第2次印刷
印刷册数：2001~3000册
责任编辑：吴兰兰
封面设计：顾　娜
版式设计：袁　舒
责任校对：王春茹

书　　号：ISBN 978-7-5591-2730-3
定　　价：198.00元

投稿热线：024-23284363
邮购热线：024-23284357
E-mail:2145249267@qq.com
http://www.lnkj.com.cn

# 推荐序言

　　我国的神经介入事业开始于 20 世纪 80 年代，相对国外起步较晚，但是经过几代人的努力，国内神经介入事业目前已经蓬勃发展，蔚为大观。随着神经介入器械和材料的不断进步，脑血管微创介入治疗的适应证不断扩大，疗效也在不断提高。我国神经介入医师的队伍也在逐年壮大。对于神经介入的初学者来说，一本详尽而专业的指导手册无疑大有裨益，能使他们快速掌握本领域的基础知识。

　　这本《脑血管内治疗》是日本兵库医科大学脑神经外科吉村绅一教授主编的神经介入手术指导用书，由中国医科大学附属第一医院神经外科温志锋教授主译。这本书内容丰富，实用性极强。内容涵盖了从术前准备到脑血管病介入治疗的技术细节等方方面面。全书结构合理、图文并茂，实用性、操作性强，可供各级医院神经内、外科及神经放射科和血管内、外科医生、护士、技师、研究生和其他相关学科医生参考。

曾任北京市神经外科研究所副所长 / 北京神经外科学院副院长

吴中学

# 序 言

随着人口老龄化和治疗仪器的不断发展，脑疾病的微创治疗已经成为主流趋势。脑血管内治疗也在逐年增加，2016年40%以上的脑动脉瘤都采用此方法。今后肯定还会引进新的设备，过半数的脑动脉瘤患者已经采用该治疗方式。

关于颈动脉狭窄，支架置入术对比外科治疗的优势也显现出来，在日本，支架置入术的施行率是颈动脉内膜剥脱术的2倍以上。

另一方面，2015年急性脑卒中取栓疗法在全球得到科学验证，同时也被指南强烈推荐。为了本治疗方法的迅速普及，各种各样的工作在多方面得以开展。

综上所述，脑血管内治疗作为"主流治疗"的地位已经逐渐确立。为了让今后更多的医生掌握本治疗方法，我们决定编著这本新的指导用书。

本书在"开始篇"中介绍从脑血管治疗设备的设置到导引导管的引导，"标准篇"重点介绍日常诊疗中常见的治疗技术。通篇使用了大量的图表，通俗易懂地介绍各种技术的"要点"和"技巧"。另外，最近在专业医生考试中也很重视血管解剖，对此我们花了很多篇幅进行了详细说明。

希望大家能够灵活运用本书，进入脑血管内治疗的世界。我衷心希望本书对大家的发展有所帮助。

2018 年 8 月

兵库医科大学脑神经外科学讲座主任教授

吉村绅一

全体执笔者

# 编者名单

■ 编　辑

吉村绅一　　　　　兵库医科大学脑神经外科学讲座

■ 执笔者

内田和孝　　　　　兵库医科大学脑神经外科学讲座

垣田宽人　　　　　兵库医科大学脑神经外科学讲座

金丸拓也　　　　　日本医科大学大学院医学研究科神经内科学领域

菊池圭祐　　　　　兵库医科大学医院放射线技术部

藏本要二　　　　　兵库医科大学脑神经外科学讲座

斋藤新　　　　　　弘前脑卒中、康复训练中心内科

阪本大辅　　　　　兵库医科大学脑神经外科学讲座

白川学　　　　　　兵库医科大学脑神经外科学讲座

进藤诚悟　　　　　熊本红十字医院神经内科

杉浦由理　　　　　市立丰中医院神经内科

高木俊范　　　　　兵库医科大学脑神经外科学讲座

立林洸太朗　　　　西宫协立脑神经外科医院脑神经外科

萩原芳明　　　　　兵库医科大学医院放射线技术部

桧山永得　　　　　敬诚会志医院神经外科

别府干也　　　　　兵库医科大学脑神经外科学讲座

松本一真　　　　　兵库医科大学医院放射线技术部

三浦正智　　　　　熊本红十字医院神经内科

山田清文　　　　　兵库医科大学脑神经外科学讲座

吉村绅一　　　　　兵库医科大学脑神经外科学讲座

# 译者名单

■ **主　审**

梁传声　　中国医科大学附属第一医院

赵传胜　　中国医科大学附属第一医院

■ **主　译**

温志锋　　中国医科大学附属第一医院

王春雷　　哈尔滨医科大学附属第一医院

胡　鹏　　首都医科大学宣武医院

■ **参译人员（按姓氏拼音排序）**

董　伟　　庄河市中医医院

高　旭　　中国人民解放军北部战区总医院

韩　帅　　中国医科大学附属第一医院

李　迪　　大连市中心医院

李　俊　　华润健康产业集团铁煤总医院

李　克　　大连医科大学附属第一医院

李　涛　　大连医科大学附属第一医院

刘　畅　　中国医科大学附属第一医院

孟　拓　　本钢总医院

梦　缘　　中国医科大学附属第一医院

王　妍　　中国医科大学附属第一医院

王旭军　　庄河市中医医院

徐保锋　　吉林大学附属第一医院

殷悦涵　　辽阳市中心医院

张　贺　　沈阳市第二中医医院

张义森　　首都医科大学天坛医院

郑　健　　中国医科大学附属盛京医院

邹儒毅　　本钢总医院

# 目　录

# 目　录

**I**

# 开始篇

# 第一章 脑血管内治疗的准备

三浦正智　熊本红十字医院神经内科

## 设置的要点

　　术前确认所需设备和正确设置是脑血管内治疗成功的重要因素。另外，在急诊病例中，为了能缩短时间，并立即开始治疗，需要将"抢救车"等常备物品和必要的灭菌物品整理好，做好能顺利开始治疗的准备。

### 脑血管内治疗术前准备《图1-1》

　　治疗前，通常准备足够大的抢救车，在无菌单上展开血管造影用的工具包。此外，还将根据需要使用托盘、杯具等，为持续滴注肝素做好准备。桶内装满肝素盐水（500mL 生理盐水含肝素 5000U），将需要使用的器械浸泡在肝素盐水中。另外，应使用带护边的桶，防止器械掉落。

图 1-1　术前准备
脑血管内治疗组合（气缸、杯具、纱布、手术衣、带护边桶、肝素持续灌注输液器），根据需要追加器皿。桶内填满肝素生理盐水

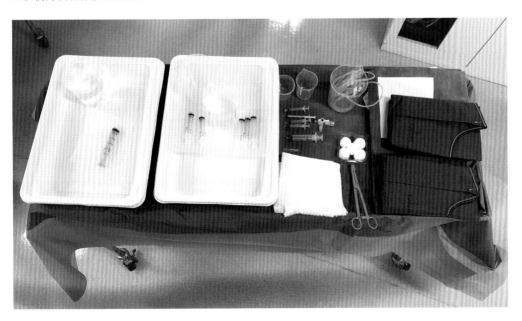

## 活化凝血时间（Activated Clotting Time，ACT）监视器（图 1-2）

在进行脑血管内治疗时，为了预防血栓栓塞须进行全身肝素化。静脉输入肝素 50~100U/kg，5min 后检测 ACT。术中维持 ACT：250~300s，手术中每小时追加注射 500~1000U。手术结束后进行压迫止血时，用鱼精蛋白［每 1000U 肝素用 1mL 鱼精蛋白（10mg）］中和肝素。

## VerifyNow®（图 1-3）

简易式血小板凝集功能检测。可测定阿司匹林和 P2Y12（氯吡格雷、噻氯匹定）。但部分抗血小板药是否适用尚不明确，可作为术前监测使用，但目前尚未获得日本药事法的批准。该机构在术前进行了血小板凝聚能力检测和 VerifyNow® 两者的评估。

### 图 1-2　ACT 监视器

注射肝素，测定 ACT。术中 ACT：维持 250~300s

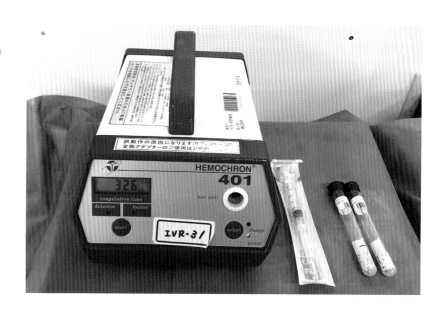

### 图 1-3　VerifyNow®

简易式血小板凝集功能检测。可测定阿司匹林和 P2Y12（氯吡格雷、噻氯匹定）

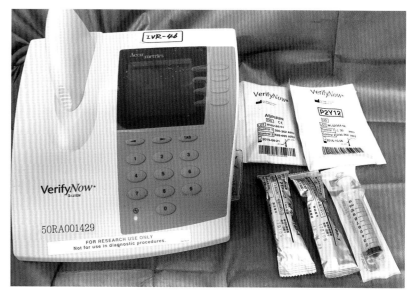

## 肝素盐水持续灌注（图1-4）

指引导管和微导管在操作过程中要经常通过肝素盐水进行持续灌注。每1000mL生理盐水加入10 000U肝素，抽气后放入加压袋。把灌流用的输液器接起来，将输液器内用肝素盐水填满。输液器有普通输液组和肝素盐水两组。使用输液组时，为了调节流量，应在滴注腔内保留一定量的空气，以便确认滴注流动，但此时应特别注意输液器内是否有空气混入。如果手术时间长，需要确认加压袋的压力是否下降，肝素盐水是否有余量。

## 导管和导丝

### 尺寸标记（表1-1）

用于脑血管内治疗的设备有其特有的尺寸标记，需要事先熟悉。导管外径和导管鞘内径为"Fr"，导丝为"in"，球囊导管和支架直径为"mm"。Fr是导管的直径单位，3Fr为1.0mm，1in为2.54cm。

图1-4 肝素盐水持续灌注

在1000mL生理食盐水中加入10 000U的肝素，进行抽气后（a）放入加压袋中（b）

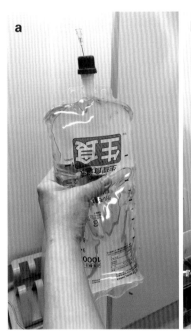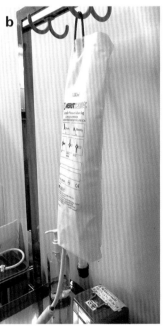

表1-1 尺寸标记

| 设备 | 尺寸标记 | 换算 |
|---|---|---|
| 鞘管 | Fr（法式） | 3Fr=1.0mm |
| 导丝 | in（英寸） | 1in=2.54cm |
| 球囊支架 | mm（毫米） | 1.0mm=3Fr=0.039in |

## 导引导管（带球囊的导引导管），导引鞘（图 1-5）

治疗时使用导入微导管为基础的导引导管。选择时最重要的是内径，要考虑到是否可以放入导管内使用系统，以及是否可以在插入导管的状态下进行造影。另外，如果需要通过近端闭塞进行血流控制 [ 取栓术和颈动脉支架置入术（Carotid Artery Stenting，CAS）] 采用带球囊的导引导管，但与普通导引导管相比，即使外径相同，内腔也会变细，需要注意。

由于穿刺鞘采用内径表示（导引导管采用外径表示），所以 6Fr 穿刺鞘相当于 8Fr 导引导管。

在导引导管时，将 Y 阀及数个三通连接器连接到导引导管上，使整个装置在充满肝素盐水的状态下置入。通过导管和导丝引导到目标血管。需要选择适合的导管和导丝，穿刺鞘"外径 –2Fr 左右"匹配的内导管（如果是 8Fr 的话可以使用 6Fr 内导管，但是如果是 5Fr 的话可以使用 4Fr 或 3.6Fr）。导丝使用 0.035in（150cm 或 180cm）。

### 图 1-5　导引导管（导引装置）

将导引导管置入穿刺鞘时，连接 Y 阀及三通连接器，使整个装置充满肝素盐水。通过内导管和导丝的同轴系统将其引导到目标血管

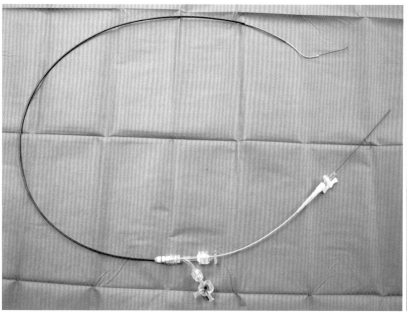
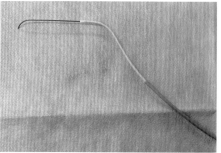
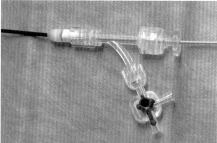

## 微导管，微导丝（图1-6）

　　微导管分为利用微导丝引导的 Over the Wire 型、随血流推进的 Flow-Guide 型和中间型 Flow-Direct 型。Over the Wire 类型有 10、14、18 三种。

　　用于引导微导管的微导丝有 10、12、14、16、18 等直径，可根据所使用的微导管进行区分。

## 图1-6　微导管，微导丝

微导管是用微导丝引导的。在微导丝前端塑形，设法避免误入分支

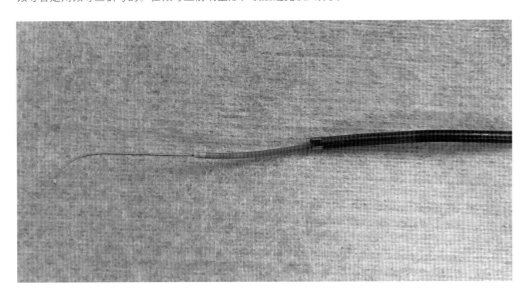

## 抢救车（急性取栓术）的准备

　　急性脑栓塞的血栓取出治疗是一场与时间的战斗。如何缩短再通的时间是个难点，因此缩短准备时间很重要。除准备抢救车外，还需要神经外科专用抢救车（图1-7）。除取栓术所需的设备外，还准备了 rt-PA 和依达拉奉等注射药物在紧急进行血液循环重建（CAS 和颅内球囊扩张术等）时使用的抗血小板药物。提前准备好神经外科专用抢救车，在夜间或休息日，即使值班人数较少，也能顺利地做好准备，这是很重要的。

### 图 1-7　抢救车

除了取栓术所需的设备外，还准备了 rt-PA 和依达拉奉等注射药物，在紧急进行血液循环重建（CAS 和颅内球囊扩张术等）时使用的抗血小板药物

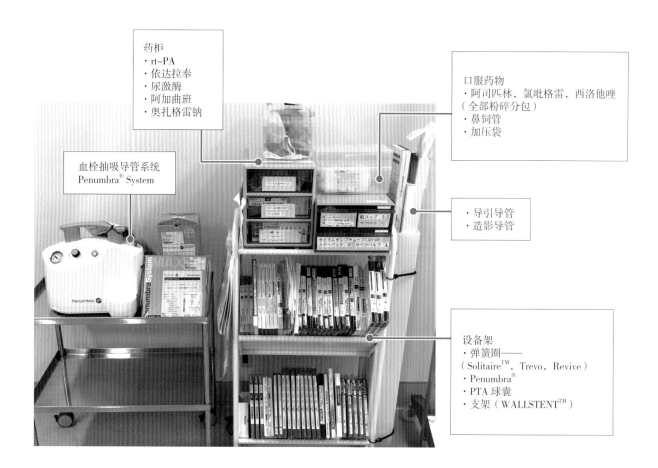

药柜
· rt-PA
· 依达拉奉
· 尿激酶
· 阿加曲班
· 奥扎格雷钠

血栓抽吸导管系统
Penumbra® System

口服药物
· 阿司匹林，氯吡格雷，西洛他唑（全部粉碎分包）
· 鼻饲管
· 加压袋

· 导引导管
· 造影导管

设备架
· 弹簧圈——
（Solitaire™, Trevo, Revive）
· Penumbra®
· PTA 球囊
· 支架（WALLSTENT™）

一句话

## "制作工作台"

工作台可以使脑血管内治疗更加快捷安全，可以便于医生稳定地更换导管。患者的身体活动减少可以降低干扰。另外，根据底座的设计，更容易确认输液的路线。由于是特制的（图1-8），价格昂贵。因此很多医院都使用手工制作的工作台，如木制的、泡沫塑料的。工作台的样式也多种多样，各有各的优势。一定要利用现有的设备提前准备好工作台。（吉村）

### 图 1-8 工作台
本科使用的工作台（可折叠）

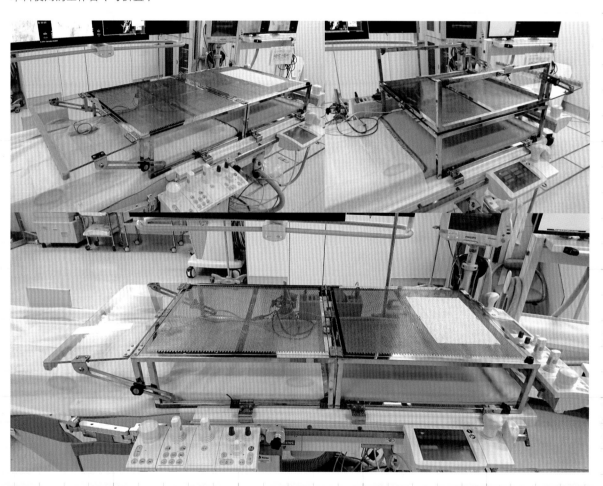

# 第二章　掌握脑血管造影设备的使用方法

松本一真　萩原芳明　菊池圭祐　兵库医科大学医院放射线技术部

## 脑血管造影设备的使用方法要点

在进行脑血管内治疗时，熟悉血管造影设备的各种功能，直接关系到治疗的安全性和效果。本文介绍了双平面设备的定位、3D 成像功能的类型和特性、路线图功能和所使用设备之间的成像协议的不同。理解本文的内容，就可以掌握脑血管内治疗所需的血管造影设备的知识。

## ● 造影床的移动

在脑血管内治疗中使用的血管造影装置主要使用双平面装置。在双平面装置中，正面的 C 臂和侧面的 C 臂在同一中心旋转，因此在透视或摄影时，需要将动脉瘤等观察目标放置在旋转中心（图 2-1a）。另外，在脑血管内治疗中，迅速定位是非常重要的。当进行快速定位时，由于两个 C 臂具有相同的旋转中心，所以调整卧床的高度并调整侧面的位置后，通过调整正面的位置将观察目标放置在旋转中心。

此外，由于侧面的 C 臂可以沿头部方向滑动，所以即使在对正面图像进行定位之后也可以进行微调（图 2-1b）。

在进行定位后需要观察导引导管时，无须移动造影床而扩大 Flat Panel Detector（FPD）的视野，观察后返回原来的视野，从而避免不必要的造影床移动。

近年来发布的血管造影机中，搭载了 Last Image Hold（LIH）功能，该功能将中断透视时的图像投影到监视器上，因此，在操作 C 臂或移动卧床时，即使不透视也会在 LIH 上显示当前的路线图，可以减少透视下的对位（图 2-2）。

在操作造影床和 C 臂后，利用监视器显示参照图像的 C 臂的角度和造影床的自动复位功能，不需要手动操作使 C 臂调整工作角度，然后移动造影床位置这样烦琐的操作，可以缩短相当长的时间。

在进行位置对准的基础上，灵活利用血管造影机所搭载的便利功能，造影床的上下及头尾位置，左右移动和正侧面 C 臂的角度调整对进行血管造影机的操作是很重要的。

## 图 2-1 平面装置

a：X 线和 FPD 探测患者头部的图像。通过将动脉瘤等观察目标放置在旋转中心，可以使各种旋转角度的定位最小化

b：X 线和 FPD 探测患者侧面的图像。上下移动造影床，通过使侧面的 C 臂在头部方向滑动，可以进行微调

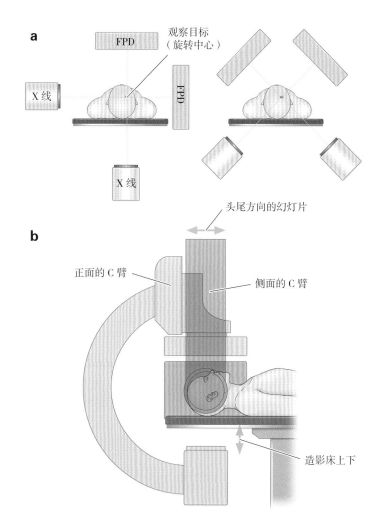

## 图 2-2 使用 LIH 定位

在 LIH 上显示当前的照射区域（白线）

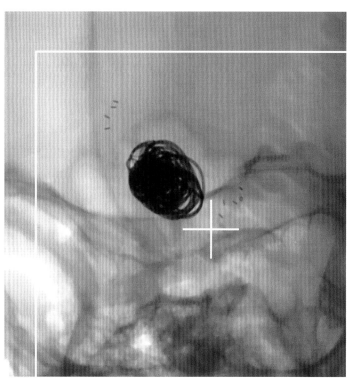

# ● 3D 造影（3D 和模拟 CT，MPR，薄层 MIP）

近年来，3D 造影在脑血管内治疗中起着很大的作用。由于可以选择不同造影角度，所以根据不同疾病选择不同的造影方式。使用造影剂时，造影过程中患者目标血管必须充满造影剂。这是因为造影不均匀容易导致伪影出现。因此，需要根据不同的造影方式选择不同的造影剂浓度、注入速度、注入量（图 2-3，表 2-1）。

## 图 2-3 通过 3D 造影获得的图像

a：弹簧圈栓塞术前的血管 3D 图像
b：弹簧圈栓塞术后的血管 3D 图像。弹簧圈通过辅助处理除去
c：重叠显示弹簧圈的 3D 图像
d：血管内腔表面以外透明化的图像
e：通过短轴视图确认载瘤血管的内径是否有狭窄的同时，可以观察弹簧圈是否致密填塞
f：术前出血的 CT 图像

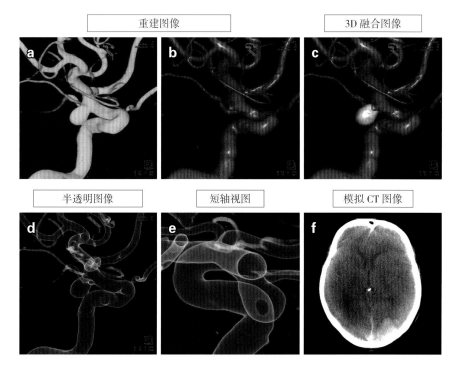

重建图像　　3D 融合图像

半透明图像　　短轴视图　　模拟 CT 图像

## 表 2-1 本设备使用的 3D 造影、造影协议

| 造影协议 | 度数 /f | 帧数 / 帧 | 像素 | 造影条件（注入速度，注入量） | 延迟时间 | 稀释率 | 适应示例 |
|---|---|---|---|---|---|---|---|
| 5s DSA | 1.5 | 133 | 1024 | ICA 4.0mL/s，22mL<br>VA 3.0mL/s，16.5mL | 0.5s | — | 血管的 3D 造影<br>血管走行的确认等 |
| 6s DA | 0.5 | 400 | 512 | — | — | — | 模拟 CT 图像<br>取栓术前的出血诊断等 |
| 10s DA | 0.8 | 300 | 1024 | — | — | — | 模拟 CT 图像<br>Vein MPR，Neuro Perfusion 等 |
| 20s DA（70kV） | 0.4 | 600 | 1024 | 1.0mL/s，26mL | 4.0s | 3~6 倍 | 模拟 CT 图像<br>颅内支架评价 |
| 20s DA（109kV） | 0.4 | 600 | 1024 | — | — | — | 模拟 CT 图像<br>栓塞术后的确认等 |

## CT 和锥形束 CT（CBCT）

普通 CT 的旋转角度为 360°，而 CBCT 的旋转角度约为 200°。由于旋转角度减小，信息量也随之变少（CT 的视图数：1000~2000，CBCT 的视图数：120~600），容易出现重构引起的伪影。不过，由于 FPD 的检测器排列间隔非常细小，所以 CBCT 具有比 CT 更高的空间分辨率。

## 3D- 数字减影血管造影（Digital Subtraction Angiography，DSA）

所谓 3D-DSA，是通过对带有造影的旋转摄影图像（对比度图像）中的非造影的旋转摄影图像（掩模图像）进行辅助处理，消除骨和线圈等血管以外的结构物，仅将血管像显示为 3D 图像的造影模式。主要用于确认血管走行、了解动脉瘤形状、确定治疗角度等。所获得的 3D 图像数据可以表现为重建图像或最大密度投影（MIP）图像、半透明图像。

另外，也可以通过对比度图像重构 3D 图像，这对于观察和掌握与其他组织之间的关系是有用的，但是对于仅观察血管会产生伪影。

## 模拟 CT 图像

检测器变为 FPD，提高了 CBCT 的低对比度分辨率，从而可以获得模拟 CT 图像。非造影下模拟 CT 图像以描绘软组织为目的，可以确认有无出血等。因为不需要将患者移动到 CT 室，所以在急性期脑梗死的取栓术之前或手术中怀疑出血等紧急情况下是很有用的。造影下模拟 CT 图像以描绘血管为目的，但由于空间分辨率高，在评估颅内支架形状和贴壁表现出色。与普通 CT 图像一样，可显示为 MPR 图像、MIP 图像、薄层 MIP 图像。

## ● 路图的类型和使用区分

路图是安全的脑血管内治疗所必需的工具，有几种类型。需要了解其特点，并根据情况使用适当的路线图。

### 普通路图

在透视下进行减影处理，去除颅骨等部位的阴影。然后注入造影剂获得血管图像。在获得血管图像后中断透视并重新开始，使血管像重叠在透视图像上显示。在选择血管分支指引导丝时很有用，但与造影相比存在噪点多、血管图像画质差等缺点。另外，如果术者错过了停止透视的时机，就需要每次都进行造影，造影剂的使用量就会增加。

### 叠加路图

将拍摄的 DSA 图像中指定的图像保存在参照图像监视器中，并与透视图像重叠显示。并没有去除颅骨等信息。即使发生了肢体活动，叠加后的图像也会直接显示，因此手术可以继续进行。在胸部和颈部等由于呼吸容易产生运动的区域进行血管选择时使用很有效（图 2-4）。

### 图 2-4　叠加路图的图像
将拍摄到的血管图像和透视图像重叠在一起。颅骨没有被去除

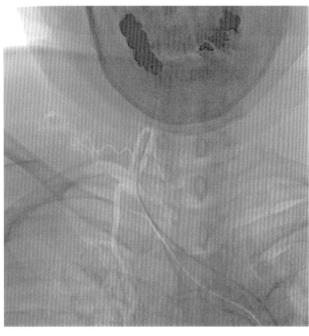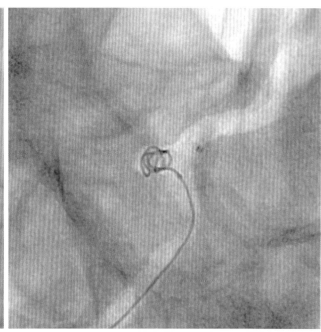

## DSA 路图（空白路图）

　　基本上与叠加路图相同的步骤将图像保存在参考图像监视器中，在透视开始时进行减影处理，去除颅骨等信息后的血管阴影像与透视重叠显示。透视图像的外观与普通路图相同。在操作微导丝和输送直径较小的微导管时，由于没有骨头等障碍阴影，因此很有用。但是，在发生肢体运动的情况下，有时会使图像紊乱，为手术带来困难（图 2-5）。

## 3D 路图

　　将通过 3D 摄影获得的 3D 图像重叠在透视上显示。C 臂角度，照射视野尺寸，源像距（Source Image Distance，SID）为了追随造影床移动而变更角度和位置，也不需要造影。虽然也可以和其他模态重叠，但是伴随着比较繁杂的工作。缺点是由于身体活动而失去了位置的匹配性，在现有的造影机中不可能使用双平面的 3D Roadmap 等（图 2-6）。

### 图 2-5　DSA 路图（空白路图）的图像

将所拍摄的血管图像与透视图像重叠，去除颅骨等阴影。身体活动会产生伪影

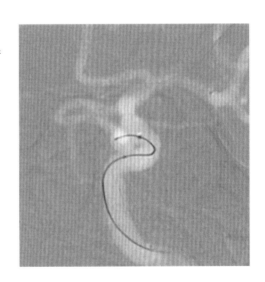

### 图 2-6　3D 路图的图像

将所拍摄的 3D 图像与透视图像重合。即使改变 C 臂角度、照射视野尺寸、SID、造影床位置也会跟随保持不变

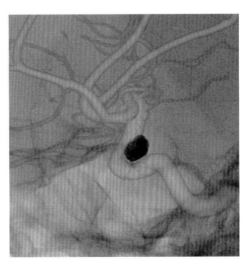

## 用于脑血管内治疗的器械

用于脑血管内治疗辅助栓塞动脉瘤的支架、用于颅内动脉狭窄的支架，以及从2015年开始纳入保险的血流导向装置（FD）等多种。

这些支架使用方法各不相同，通过使用血管造影的结果，可以提供更适当的诊疗支持。

### 颅内支架

颅内支架与颈动脉支架置入术（Carotid Artery Stenting，CAS）中使用的支架相比，X线图像的可视性非常差，只有在支架两端的不透性标记才能清楚地观察到，用普通造影方法很难确认其留置状态（图 2-7a）。

因此，为了清楚地观察支架而使用的就是CBCT。用于支架观察的CBCT与通常的不同，使用高分辨率模式。该模式的最大特征是将造影时间设定为10~20s。由于长时间拍摄，X线投影数量较多，提高了对比度（图 2-7b）。

如果在原液状态下使用获得血管图像的造影剂，支架就会被埋在造影剂的高亮度中，无法确认其形状。因此，需要根据不同的设备稀释造影剂并表现对比度差。表2-2列出了设备和造影剂稀释倍数的例子，由于自身设施使用的设备不同，对比度也不同，因此需要对各设施进行优化。

### 图 2-7　颅内支架置入后

a：DA 图像。只能观察支架两端的不透射标记，很难确认留置状态
b：CBCT 图像。明确描绘了动脉瘤和支架、微导管的位置关系

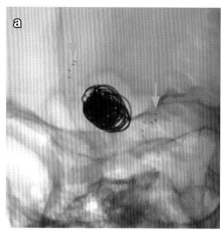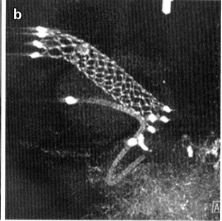

### 表 2-2　CBCT 造影中各种支架和稀释造影剂浓度

| 支架类型 | Neuroform® | ENTERPRISE® | LVIS® | Pipline™ Flex |
|---|---|---|---|---|
| 造影剂稀释倍数 | 6 倍 | 6 倍 | 5 倍 | 3 倍 |

## 关于血流导向装置的成像

### ▶ 血流导向装置留置前的成像

　　血流导向装置的术前模拟使用血管摄影 2D 图像和 3D 图像进行。由于每个图像都有特征，因此区分使用很重要。DSA（2D）图像通过校准，测量精度良好，但由于血流导向装置的支架长度留置部位为曲线，因此直线计测的数值仅为大致值。另一方面，3D 图像没有 2D 那样的光学放大，但是血管的直径根据设定的阈值而发生很大的变化。

　　对得到的血管图像主血管瘤的近位和远位直径、动脉瘤直径和颈径进行 2 点之间的距离测量，在 3D 图像中测量长度，在确定最能观察到血管弯曲的角度之后，一般采用该角度行 DSA，并使用该图像测量直径。

　　另外，通过工作站从 3D 图像中进行支架模拟分析，可以选择支架长度、支架直径以及置入后的图像作为目标（图 2-8）。

### 图 2-8　血流导向装置留置前的模拟图像和留置后的成像

可以制作只提取脑动脉瘤的图像（a）和虚拟支架图像（b-1）。显示血流导向装置留置后（b-2）

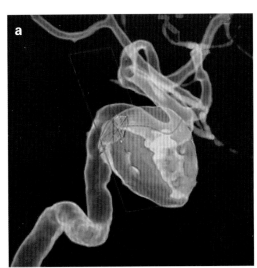

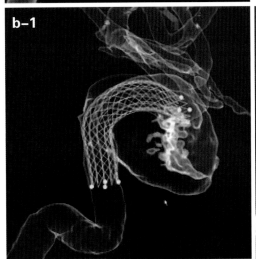
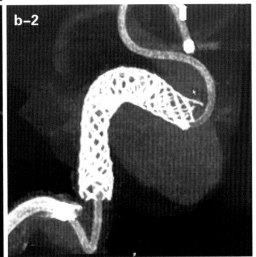

**▶血流导向装置留置后的成像**

　　血流导向装置留置后，拍摄 CBCT 以确认其形状及支架贴壁不良（Incomplete Stent Apposition，ISA）和血管损伤情况。此时，与其他支架一样使用高分辨率模式和稀释造影剂。由于目前流通的血流导向装置 X 线可视性较好，因此造影剂浓度即使高一些也没有问题。

　　拍摄时，需要注意的是通过血流导向装置的改道效果在瘤内出现的日食征。由于停滞在瘤内的造影剂强烈吸收 X 线，所以其图像与金属弹簧圈相同，从而导致伪影。CBCT 摄影建议在瘤体内的造影剂充分排出的时候进行。

　　通过 CBCT 摄影获得的数据可以使用各种显示方法。为了确认支架的形状，推荐通过 MIP 的 3D 图像（图 2-9a）以及 MPR 图像的 3 个切面进行观察。在使用了薄层 MIP 的切面图像中，能够很好地观察支架的连续性（图 2-9b）。另一方面，如果想确认支架内血栓或血管损伤引起的并发症，则使用 MPR。无论采用哪种处理，由于观察对象较小，所以推荐 1~2mm 左右的薄层扫描。

**图 2-9　血流导向装置留置后**

a：MIP 图像。可以清楚地确认被放置的支架的状态

b：薄层 MIP 图像。通过以薄层重构，可以确认支架与载瘤血管的贴壁性

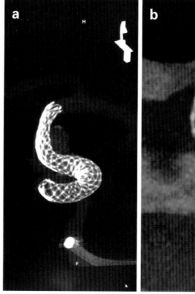
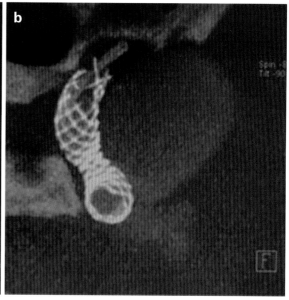

## 启动检查

- 在熟悉血管造影装置所搭载的各种功能的基础上进行利用。
- 在双平面装置中定位时，要注意使对象始终放在旋转中心。
- 3D 造影有几种类型，理解各自的特性并区分使用很重要。
- 脑血管内治疗必须使用路图功能。通过有效利用，既能保证安全性，又能缩短时间。
- 用于脑血管内治疗的设备日新月异。不同种类的造影需要最优化。

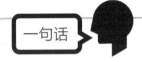

### "亲自操作的优势"

越来越多的人不能自己操作工作台的移动和路图。脑血管内治疗虽然是与放射线技师共同操作，但是也有夜间和休息日等技师人手不足的情况。另外，微调大多是自己做比较好。所以要注意自己操作。至少要掌握图像的放大和缩小、床的移动以及简单的路图功能。治疗的效率也会提高！（吉村）

# 第三章　了解治疗相关的血管解剖

立林洸太朗　　西宫协立脑神经外科医院脑神经外科

## 血管解剖的要点

在脑血管内治疗中，首先将导管安全、迅速、稳定地置于目标血管中是非常重要的。因此，理解正常血管解剖，对从穿刺部到目标血管的路径进行确认和评价是很重要的。另外，每个病例都有其要点，如果只是漫不经心地观看血管造影检查就会忽略。如颅外 – 颅内血管吻合及神经营养血管的存在，颅内侧支血管的存在，穿支动脉的存在等要点。在了解疾病的同时掌握血管解剖的知识，有目的地进行血管造影，了解每个患者的血管构造和血流动力学，这与安全的血管内手术息息相关。本文将脑血管内治疗所需的动脉解剖学知识，分为主干动脉、穿支动脉、吻合动脉、侧支血液循环动脉来概述。

## ● 主干动脉

### 大腿动脉（图 3-1）

一般经动脉途径进行脑血管内治疗时，股动脉穿刺是首选，对股动脉周围解剖的了解对避免并发症也很重要。大腿动静脉在腹股沟韧带的尾部，从外侧按神经、动脉、静脉的顺序排列。在腹股沟韧带（连于髂前上棘与耻骨结节之间）尾部的大腿动脉搏动最强的部分进行血管穿刺。这里相当于股骨的正上方，穿刺前应在透视下确认。优选股骨头下 1/3~1/4 位置穿刺。股骨头中间穿刺有腹腔内出血和腹膜后出血的危险，远端穿刺容易刺入股浅动脉，经常会导致导丝误入股深动脉。另外，由于该部位的股骨头不在背部，压迫止血也很困难。穿刺部位多在腹股沟（腹股沟的皱褶）头部侧。穿刺时导丝容易误入的血管有回旋动脉，下腹壁动脉和深股动脉等。进入腹主动脉要注意是否误入肾动脉等。

## 图 3-1 大腿动脉周围的解剖

穿刺部位用☆符号表示，腹股沟韧带用蓝色虚线表示，腹股沟用绿色虚线表示

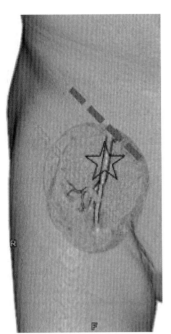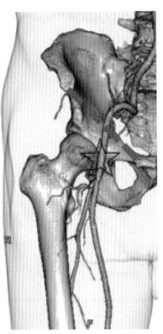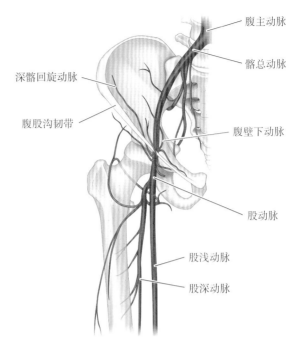

深髂回旋动脉
腹股沟韧带
腹主动脉
髂总动脉
腹壁下动脉
股动脉
股浅动脉
股深动脉

## 主动脉弓

　　从主动脉弓到头臂干（Brachiocephalic Artery），左颈总动脉（Commoncarotid Artery，CCA），左锁骨下动脉依次排列。主动脉弓的分支形状有几种分类，但多数研究是根据"从主动脉弓最高位到头臂干分支部的距离是 CCA 宽度的几倍"来分类的。分为Ⅰ～Ⅲ型，其中Ⅲ型导管引导到位是很难的。如果左 CCA 从头臂干起始时（牛角 Bovine Arch），则需要考虑是否改变路线，或辅助技术。主动脉弓 Type 分类如图 3-2 所示。

　　记下血管造影的要点。在主动脉弓造影中，如果没有主动脉弓走行异常，以左斜位 30°造影比较合适。颈动脉支架置入术（Carotid Artery Stenting，CAS）中，主动脉弓的分型和颈内动脉（Internal Carotidartery Artery，ICA）的分支角度与术后的图像有关系，因此对其的理解很重要。

### 图 3-2  主动脉弓的分类

根据主动脉弓顶到头臂干动脉分支部的距离来分类

Ⅰ型：从主动脉弓顶到头臂干动脉分支部的距离＜左 CCA 直径

Ⅱ型：左 CCA 直径≤主动脉弓顶至头臂干动脉分支部的距离≤左 CCA 直径的 2 倍

Ⅲ型：左 CCA 直径的 2 倍＜主动脉弓顶至头臂干动脉分支部的距离

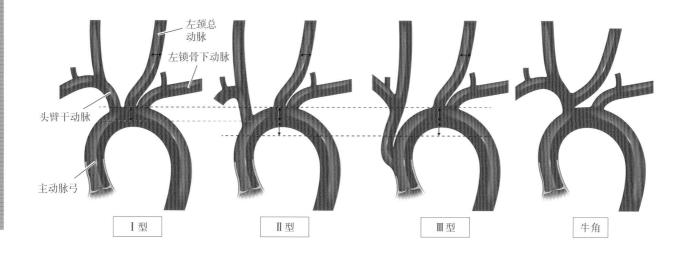

左颈总动脉

左锁骨下动脉

头臂干动脉

主动脉弓

| Ⅰ型 | Ⅱ型 | Ⅲ型 | 牛角 |

## 颈内动脉（ICA）、颈外动脉（ECA）

### ▶ ICA（图 3-3）

　　ICA 与 ECA 通常在第 4 颈椎水平从左颈总动脉（CCA）分支出来。分支部分稍有膨大（颈动脉窦），分布着舌咽神经（Ⅸ）的分支颈动脉窦神经。ICA 从近端到远端分为颈段（Cervical Segment）、岩段（Petrous Segment）、海绵窦段（Cavernous Segment）、床突上段（Supraclinoid Segment）。从颈段到咽升动脉（Ascending Pharyngeal Artery，APhA），从岩段到颈鼓动脉（Caroticotympanic Artery）、翼管动脉［Artery of Pterygoid Canal（Vidian 动脉）］，从海绵窦段到脑膜垂体干（Meningohypophyseal Trunk，MHT）、下外侧干动脉（Inferolateral Trunk，ILT）、破裂孔动脉（Artery of Foramen Lacerum）等分支。接着由前床突起始贯穿硬膜，进入蛛网膜下腔，形成眼动脉（Ophthalmic Artery，OphA）的分支，后交通动脉（Posterior Communicating Artery，Pcom）、垂体上动脉（Superior Hypophyseal Artery，SHA）、脉络丛前动脉（Anterior Choroitial Artery，AChA）分支，分为大脑中动脉（Middle Cerebral Artery，MCA）和大脑前动脉（Anterior Cerebral Artery，ACA）。

## 图 3-3 ICA 的分类和分支（侧面）

C1~C5 通过 Fisher 分类记载

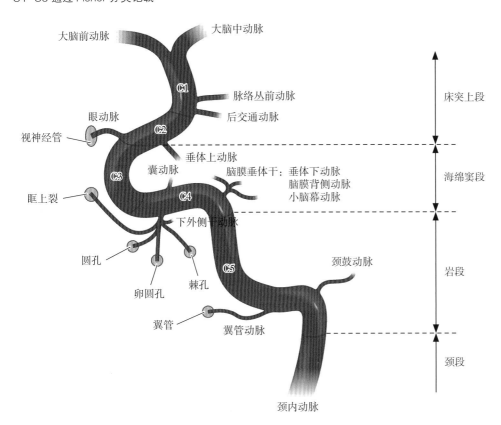

| 分类 | | 颈内动脉的分支 | | 分支（通过的骨孔） | 供血区域 |
|---|---|---|---|---|---|
| | 岩段 | 颈鼓动脉 | | — | 鼓室 |
| | | 翼管动脉（翼丛动脉） | | 翼管 | 翼腭神经节，耳咽管，鼻咽 |
| 颈内动脉 | 海绵窦段 | 破裂孔返动脉 | | 破裂孔 | 颈内动脉周围自主神经，血管滋养管 |
| | | 脑膜垂体干 | | 垂体下动脉 | 垂体后叶 |
| | | | | 脑膜背侧动脉 | 鞍背、斜坡、外展神经（Ⅵ） |
| | | | | 小脑幕动脉 | 小脑幕，动眼神经（Ⅲ），滑车神经（Ⅳ） |
| | | 下外侧干动脉 / 海绵窦下动脉 | 上支 | 小脑幕动脉 | 小脑幕，滑车神经（Ⅳ） |
| | | | | 前内侧支（眶上裂） | 动眼神经（Ⅲ），滑车神经（Ⅳ），三叉神经第 1 分支（Ⅴ1），外展神经（Ⅵ） |
| | | | | 前外侧支（圆孔） | 三叉神经第 2 分支（Ⅴ2） |
| | | | | 后内侧支（卵圆孔） | 三叉神经第 3 分支（Ⅴ3），外展神经（Ⅵ） |
| | | | | 后外侧支（棘孔） | 三叉神经节 |
| | | 囊动脉 | | — | 垂体被膜，蝶鞍底 |
| | 床突上段 | 垂体上动脉 | | — | 垂体前叶，视交叉 |
| | | 眼动脉 | 隐支 | 视神经管 / 罕见眶上裂 | 视神经，视网膜 |
| | | | 眶支 | | 眼外肌，泪腺 |
| | | | 眶外支 | | 硬膜，骨头，皮肤 |
| | | — | | 后交通动脉 | 前丘脑穿通动脉 | 乳头体，灰白色隆起，下丘脑，大脑脚，下丘脑视前区前部 |

## ▶ECA（图3-4）

ECA分支后马上分支甲状腺上动脉（Superior Thyroid Artery）。之后，向前分支舌动脉（Lingual Artery，LA）和面动脉（Facial Artery，FA），向后分支枕动脉（Occipital Artery，OA）和耳后动脉（Posterior Auricular Artery，PAA），向上分支颌内动脉（Internal Maxillary，IMA）和颞浅动脉（Superficial Temporal Artery，STA）。脑膜中动脉（Middle Meningeal Artery，MMA）和脑膜副动脉（Accessory Meningeal Artery，AMA）等从IMA发出。

### 图3-4 ECA的分支

a：正面观
b：侧面观

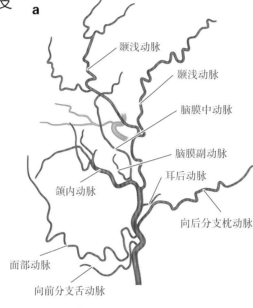
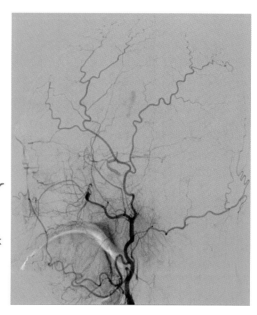
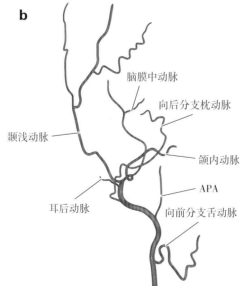
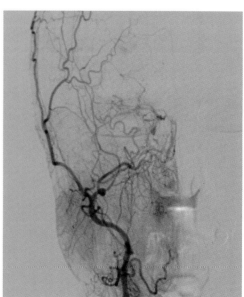

ECA 的分支可能与 ICA、OphA、椎动脉（Vertebral Artery，VA）吻合。作为可能成为神经营养血管的重要分支，有 IMA（MMA，AMA）、APhA、OA。下面描述每个主要分支和供血区域。

1. IMA（图 3-5）

IMA 被分为第一节段（下颌段，Mandibular Segment）、第二节段（颧骨段，Zygomatic Segment）、第三节段（翼腭段，Pterygopalatine Segment）。分支与 ICA 和 OphA 吻合。

图 3-5　IMA 的分支和供血区域（侧面）

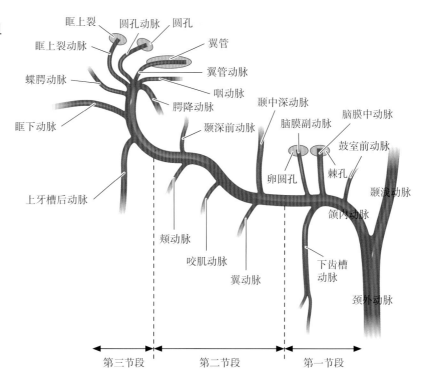

| | 分段 | 分支（通过的骨孔） | 主要供血区域 | Djindjian 的分类 |
|---|---|---|---|---|
| 颌内动脉 | 第一节段 | 鼓室前动脉 | 外听道，鼓膜，鼓室，颞下颌关节 | 上行颅、颅内分支 |
| | | 脑膜中动脉（棘孔） | 面神经（Ⅶ），三叉神经节（Ⅴ） | |
| | | 脑膜副动脉（卵圆孔 / 韦萨留斯氏孔） | 耳咽管，咽黏膜，三叉神经（V3） | |
| | | 下齿槽动脉<br>拔牙时的出血血管 | 下颌齿，牙槽，下颌骨 | 下行分支 |
| | 第二节段 | 翼动脉 | 翼突肌 | |
| | | 颊动脉 | 颊黏膜，颊肌，Stenon 管 | |
| | | 咬肌动脉 | 咬肌 | |
| | | 颞深前动脉 | 颞肌 | 上行颅外、肌肉分支 |
| | | 颞中深动脉 | | |
| | 第三节段 | 上牙槽后动脉<br>拔牙时的出血血管 | 上颌窦，上颌齿，牙槽 | 前分支 |
| | | 眶下动脉 | 上颌骨，上颌窦，眼窝壁，外眼肌，脂肪组织 | |
| | | 腭降动脉 | 软腭，硬腭，牙龈，牙槽 | |
| | | 翼丛动脉（翼管动脉） | 翼腭神经节，耳咽管，鼻咽 | 反回分支 |
| | | 圆孔动脉（圆孔） | 三叉神经第 2 支（V2） | |
| | | 咽动脉 | 鼻咽腔 | |
| | | 眶上裂动脉（眶上裂） | | |
| | | 蝶腭动脉 | 鼻腔，上颌窦，筛骨窦，蝶骨窦 | 末梢分枝 |

**2. MMA**（图 3-6）

MMA 是作为硬膜动脉承担最大供血区域的血管，在许多病例中与 AMA 形成共干。经过棘孔（Foramen Spinosum，FS）后，进入颅内，作为分支，如海绵窦支（Cavernous Sinus Branch）、岩支（Petrosal Branch）、岩鳞支（Petrosquamous Branch）和前支（Anterior Branch），作为终末支的丘脑旁正中动脉（Paramedian Artery）等。

**图 3-6 MMA 的分支和供血区域**

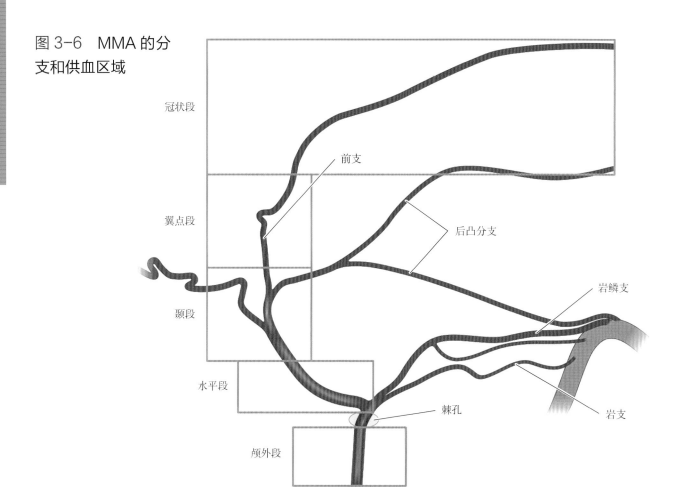

| | 主要分支 | | 供血区域 |
|---|---|---|---|
| 脑膜中动脉 | 海绵窦支 | 前/后支 | 三叉神经节 |
| | 岩支 | 鼓室上动脉 | 颅凹，锥体骨周围硬膜，小脑幕，横 S 状静脉窦周围硬膜，面神经（Ⅶ） |
| | | 幕支 | |
| | 岩鳞支 | 幕支 | 小脑幕，侧头部硬膜，横 S 状静脉窦周围硬膜 |
| | 前支 | | 蝶骨周围硬膜 |
| | 后凸分支 | | 颞，头顶，后脑硬膜，上矢状静脉窦 – 横静脉窦近位硬膜 |
| | 前凸支 | 丘脑旁正中动脉（终末支） | 颅部硬膜 |

3. AMA

AMA 分为前支和后支，前支沿耳咽管向前走行，灌注颅外鼻咽管和耳咽管。后支沿三叉神经第三支（V3）通过卵圆孔（Foramen Ovale，FO）或韦萨留斯氏孔（Foramen Vesalius）进入颅内。三叉神经第三支（V3），外展神经（Ⅵ），海绵窦周围硬膜和锥体骨的滋养。

4. APhA（图 3-7）

APhA 的分支主要有分布于咽部的咽支（Pharyngeal Branch），分布于脑膜和脑神经上的脑膜神经支（Neuromeningeal Branch），分布于鼓室的鼓室下动脉（Inferior Tympanic Artery），朝向椎体的肌脊髓动脉（Musculospinal Artery）等。APhA 的各分支与 ICA、VA、ECA 脑膜支有多个吻合。

图 3-7　APhA 的分支和供血区域（侧面）

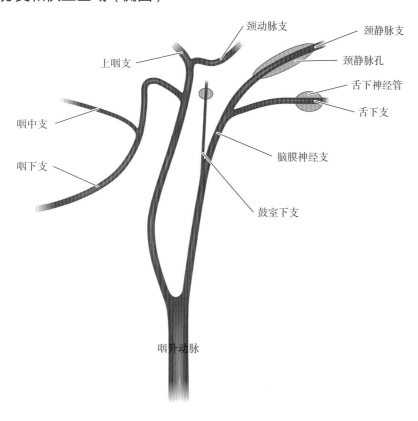

| | 主要分支 | | | 供血区域 |
|---|---|---|---|---|
| 咽升动脉 | 脑膜神经支 | 舌下支（舌下神经管：内侧水平向后走行） | — | 斜坡周围硬膜，后头孔 /S 状静脉窦 / 牙齿突起周围硬膜，舌下神经（Ⅻ） |
| | — | 颈静脉支（颈静脉孔：外侧垂直向后走行） | — | 后颅窝硬膜，外展神经（Ⅵ），舌咽神经（Ⅸ），迷走神经（Ⅹ），副神经（Ⅺ） |
| | 咽支 | 上咽支（向前走行） | — | 咽黏膜，软腭，耳咽管 |
| | | | 颈动脉支 | 颈动脉周围自主神经，血管滋养管 |
| | 鼓室下支（雅各布逊氏管） | — | — | 面神经（Ⅶ），鼓室 |
| | 肌脊髓支 | — | — | C2/C3，C3/C4 外侧肌 |
| | 椎前支 | — | — | C1/C2 椎体腹部 |

5. OA（图 3-8）

OA（枕动脉）主要是广泛营养后脑、后颈部软组织的动脉。从开始部到上行部的第一节段，在乳突内侧水平走行的第二节段，远端上行的第三节段。从各节段分支出的重要分支有颈静脉支（Jugular Branch）、茎乳突动脉（Stylomastoid Artery）、肌支（Muscular Branch）、乳突支（Mastoid Branch）。茎乳突动脉（Stylomastoid Artery）有时会从 PAA 分支，但为了营养面神经（Ⅶ），从第一节段分支的颈静脉支（Jugular Branch）和茎乳突动脉（Stylomastoid Artery）的区别很重要。

图 3-8　OA 的分支和供血区域

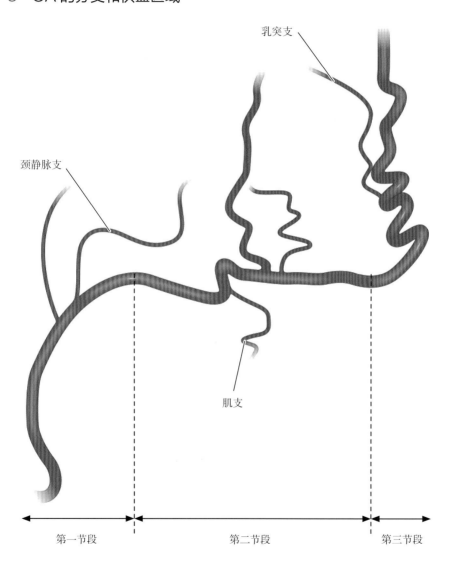

乳突支

颈静脉支

肌支

第一节段　　第二节段　　第三节段

| | 分段 | 分支（通过的骨孔） | 供血区域 |
|---|---|---|---|
| 枕动脉 | 第一节段 | 茎乳突动脉（茎乳孔） | 面神经（Ⅶ） |
| | — | 颈静脉支（颈静脉孔） | 颈静脉管周围硬膜 |
| | 第二节段 | 肌支（乳突孔） | 后颈部，后颈肌肉 |
| | 第三节段 | 乳突支（乳突孔） | 后颅窝硬膜 |

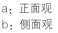

## MCA（图 3-9）

MCA 从 ICA 的末端分支，沿着外侧裂（Sylvian Fissure）向外侧走行，直到分支为 2~3 条为止，称为 M1（蝶段 Sphenoidal Segment）。从 M1 分支的主要血管是侧纹状体动脉（Lateral Striate Artery，LSA）、颞动脉（颞前 / 中 / 后动脉，Anterior/Middle/Posterior Temporal Artery）、颞极动脉（Temporopolar Artery）。眶额动脉（Orbitofrontal Artery）有时也会从 M1 分支出来。M1 在岛限处几乎呈直角弯曲（膝，Genu），在岛的表面走行后（M2），走行岛盖（M3），通过外侧裂（Sylvian Fissure）来到大脑半球表面，回流到大脑半球（M4）。作为来自 M2 的分支，岛长动脉（Long Insular Artery）分支。

记述血管造影和治疗的关联。M1 中的向上动脉瘤可能是 LSA 分支部、眶额动脉（Orbitofrontal Artery）分支部形成的动脉瘤，如果是 LSA 分支部动脉瘤，通常很难保留穿通支。另外，相对于 M1 的方向，动脉瘤长轴越是呈锐角的向上动脉瘤，微导管引导就越困难。中央动脉（Central Artery）有时会从 M2 下干（Inferior Trunk）中发出来，因此在施行取栓术时需要对灌注区域进行分析。

图 3-9　MCA 分支和灌注区域
（左 ACA 闭塞实例）

a：正面观
b：侧面观

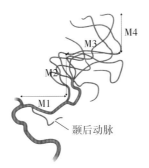

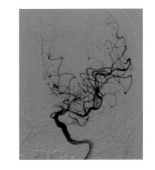

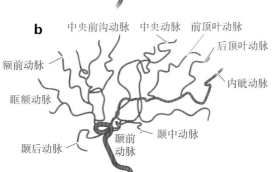

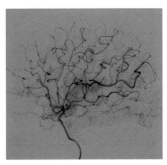

| 分支（皮质支）；共 12 支 | | 灌注区域 |
|---|---|---|
| 大脑中动脉 | 眶额动脉 | 前额叶下面 |
| | 额前动脉 | 中、下前额叶 |
| | 中央前沟动脉 | 中前额回后部、中前回下部 |
| | 中央动脉 | 中心前回上部、中心后回下部 |
| | 前 / 后 / 顶叶动脉 | 中心后回、下顶叶、边缘上回 |
| | 内眦动脉 | 缘上回、角回、枕叶上部、颞上回后部 |
| | 颞枕动脉 | 颞叶后、枕叶 |
| | 颞前 / 中 / 后动脉 | 颞叶前外侧、颞叶中部 |
| | 颞极动脉 | 颞叶极 |

## ▶ ACA（图 3-10）

ACA 从 ICA 末部分支，向前内侧走行，至前交通动脉（Anterior Communicating Artery，Acom）为止称为 A1。与两侧的 Pcom 和大脑后动脉（Posterior Cerebral Artery，PCA）一起形成 Willis 动脉环。A2 从前交通动脉（Anterior Communicating Artery，Acom）开始，在终板正面走行到胼胝体膝吻侧的部位，Heubner 返动脉（Recurrent Artery of Heubner）比 A2 分支多。A3 是围绕胼胝体膝盖部，在上方陡峭地向后旋转的部位。胼周动脉（Pericallosal Artery）在末梢与后胼周动脉（Posterior Pericallosal Artery）（PCA P3 的分支）有吻合。

记下血管造影的要点。对 A1，Heubner 返动脉（Recurrent Artery of Heubner）的观察采用正位图像，对 A2 后皮质支等采用侧位图像观察较好。

## 图 3-10 ACA 分支与灌注区域（左 MCA 闭塞实例）

a：正位图像
b：侧面观。胼周动脉（Pericallosal Artery）与后胼周动脉（Posterior Pericallosal Artery）[PPA（PCA P3 分支）] 在末梢吻合

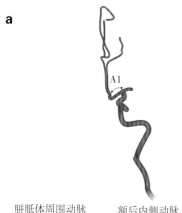
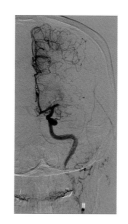
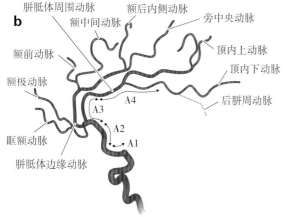
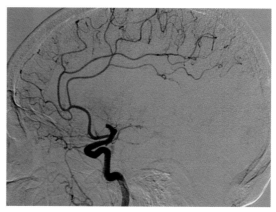

| 人脑前动脉 | 分支（皮质支）：共8根 | | 灌注区域 |
|---|---|---|---|
| | 胼胝体周围动脉 / 胼胝体边缘动脉 | 眶额动脉 | 直回、眶回 |
| | | 额极动脉 | 额下回、额下回内侧 |
| | | 额前 / 中间 / 后内侧动脉 | 额上回 |
| | | 旁中央动脉 | 旁中央小叶 |
| | | 顶内上 / 下动脉 | 头顶小叶、楔前部 |

## ▶ Acom

Acom 是左右 ACA 的交通动脉，是形成 Willis 动脉环的重要血管。Acom 与 A1 一起作为连接左右 ICA 的血管也很重要，而且从附近开始发出分支 Heubner 返动脉（Recurrent Artery of Heubner），下丘脑动脉（Hypothalamic Artery，HTA）。

记下血管造影的要点。作为术前检查，有 Matas Test 在用手压迫了对侧的颈动脉的状态下进行受检侧（造影侧）的 ICA 摄影，判断从受检侧 ICA 到对侧 ICA 的 Cross Flow 是否充分（A1·Acom 的发育程度），Acom 动脉瘤时必须实施。为了积极观察 Acom 动脉瘤，进行颅底摄影（有时使用肩枕等，顶点向下/下颌向上）。

## ▶ Pcom

Pcom 是从 ICA 分支部到 PCA 的动脉，形成 Willis 动脉环，成为链接前循环和后循环的血流通路。来自 Pcom 穿通支的前丘脑穿通动脉（Anterior Thalamoperforating Artery）作为脑部视束的血流灌注通道很重要。在 Pcom 外侧下方走行着动眼神经（Ⅲ），该部的动脉瘤有时会发生动眼神经麻痹。

血管造影的要点。术前检查需要用手压迫颈动脉的状态进行 VA 造影，评价 Pcom 通畅程度的 Allcock 测试。动脉瘤时必须实施。与动脉瘤容易混淆的地方就是漏斗状扩张（Infundibular Dialatation），入口部最大直径在 3mm 以下，被定义为随着末梢而变细的形态。

# 后循环系统

## ▶ VA（图 3-11）

VA 在从锁骨下动脉分支后上行（V1），通常在 C6 进入横突孔（V2），再向上行至头侧。在 VA 起源异常的大动脉开始的 VA 中，经常进入 C5 的横突（约 4%）。从椎体横突出来（V3）朝向外侧背部，通过颈椎横突，在枕大孔的高度贯穿硬膜（V4）。硬脑膜贯通后两侧 VA 汇合（桥延髓结合部，斜坡下边缘水平），成为基底动脉（Basilar Artery，BA）。从 V2 到硬膜前动脉（Anterior Meningeal Artery），V3（C3 水平），硬膜后动脉（Posterior Meningeal Artery，PMA）由 V4 分支出前脊髓动脉（Anterior Spinal Artery，ASA），另外由脊髓外侧动脉（Lateral Spinal Artery），小脑后下动脉（Posterior Inferior Cerebellar Artery，PICA）分支。

血管造影的要点。由于 VA 的发育有变化，根据其发育程度和弯曲程度来决定留置导管的直径（目标在 7Fr 以下）和留置位置。通常 VA 的左侧优势比较多。留置导管后，确认是否有返血，在了解有无打结、血流是否充足等意义上十分重要。另外，要判断是血管狭窄导致的慢闭还是急性闭塞，不仅要看血管造影，还要留意症状和其他检查等。由于 VA 汇合部动脉瘤为层流，所以有时会低估动脉瘤的大小。在 3D-RA（3 Dimensional-Rotational Angphy）和两侧 VA 中留置导管时，两侧 VA 的双注射对其评价有效。另外，Bow Hunter 综合征中，VA 是致病血管，诊断时头部旋转位的造影是必须的。

图 3-11　VA 分支和
灌注区域

a：血管造影、示意图正面观
b：侧面观

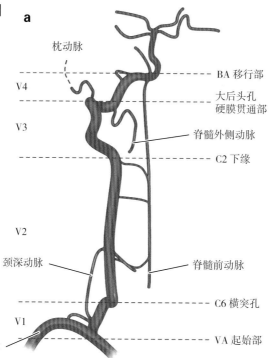
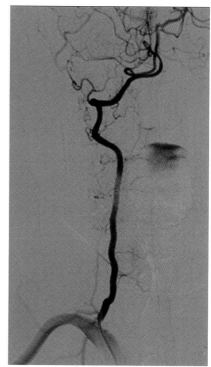

枕动脉

V4 ------ BA 移行部

------ 大后头孔
硬膜贯通部

V3

脊髓外侧动脉

------ C2 下缘

V2

颈深动脉　　　脊髓前动脉

------ C6 横突孔

V1

锁骨下动脉 ------ VA 起始部

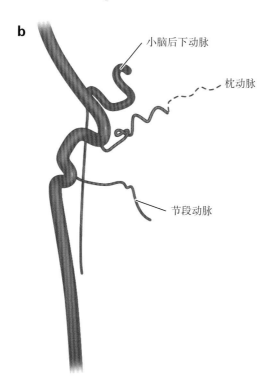
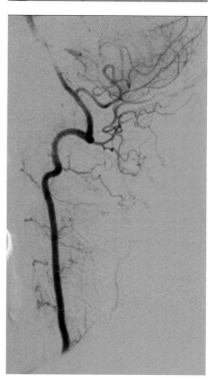

b

小脑后下动脉

枕动脉

节段动脉

| | 分段 | 分支 | 灌注区域 |
|---|---|---|---|
| 椎动脉 | V2 | 硬膜前动脉 | C2 齿状突起周围硬膜 |
| | V3 | 脑膜后动脉 | 小脑镰，后颅窝硬膜，小脑幕 |
| | V4 | 脊髓外侧动脉 | 脊髓背侧 |
| | | 脊髓前动脉 | 脊髓腹侧 |
| | | 小脑后下动脉 | 延髓外侧，第四脑室脉络丛，小脑下部，小脑半球后下面 |

## ▶ BA（图3-12）

BA 在左右 VA 汇合后起始部，从脑桥前方沿膈脚上行，在末端分成左右 P1 分支。主干动脉分为小脑下前动脉（Anterior Inferior Cerebellar Artery，AICA）和小脑上动脉（Superior Cerebellar Artery，SCA）。丘脑旁正中动脉（Paramedian Artery）和长 / 短回旋动脉（Long/Short Circumflex Artery，CfxA）是通往脑干的穿通支的分支。

血管造影的要点。在正面造影中，对于 BA Tip 向前或向上的动脉瘤和 BA 狭窄，从反汤位（Caudal）造影有助于观察。

## ▶ PICA

PICA 由颅内 VA 分支，在延髓前、外侧、小脑延髓裂向后方，与迷走神经（Ⅹ）、副神经（Ⅺ）交叉。在此，分叉至延髓背外侧的穿通支并向上反转（图3-12b，Caudal Loop）。沿第四脑室后壁上行，到达小脑扁桃体上部后，沿着小脑扁桃体内侧上面向后方（颅襻，Cranial Loop）。颅襻附近是皮质支，分为向外的扁桃体半球支（Tonsillohemispheric Branch）和向内的下蚓支（Inferior Vermian Branch）分支。有从 PICA 分支的脊髓外侧动脉（Lateral Spinal Artery）。

## ▶ AICA

AICA 从 BA 近位部分支，在脑桥前面向外侧或下方走行，直至小脑桥角部，接近面神经（Ⅶ）、内耳神经（Ⅷ）。在内耳孔附近形成内听道襻（Meatal Loop），除分支皮质支的外侧支和内侧支外，还分支灌注面神经和内耳神经的内听动脉（Internal Auditory Artery），丘脑下动脉（Subarcuate Artery）。内耳（Internal Auditory）与面神经、内耳神经一起通过内听道进入锥体。

血管造影的要点。正面造影时，从反汤位造影适合观察 PICA 和 AICA。由于左右 PICA、AICA 的灌注区域是互补的，无论哪一个狭窄都会造成缺血，所以在确认 PICA、AICA 狭窄的情况下，需要识别该灌注区域的灌注血管。

## 图 3-12　BA 分支和灌注区域

a：血管造影、示意图正面观（示意图中未描绘左侧 PCA）
b：侧面观

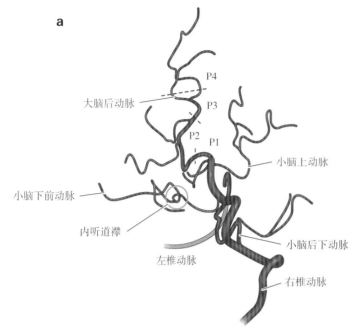

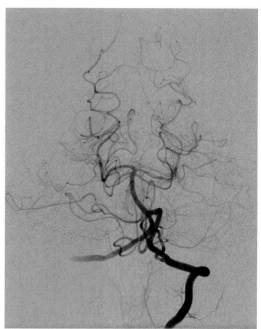

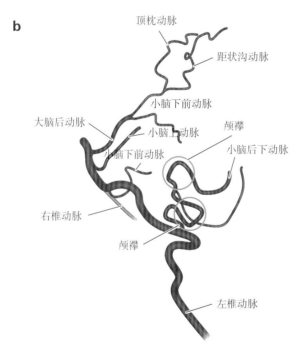

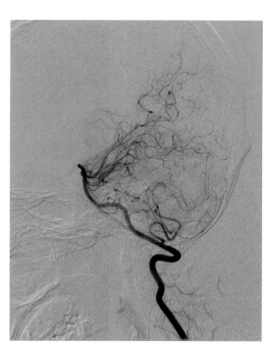

| | 分段 | 分支 | 灌注区域 |
|---|---|---|---|
| 基底动脉 | 主干动脉 | 小脑下前动脉 | 脑桥下部外侧，小脑半球前下面 |
| | | 小脑上动脉 | 脑桥上部外侧，小脑半球上面 |
| | | 大脑后动脉 | 颞叶内下面，枕叶内侧 |
| | 穿通支 | 丘脑旁正中动脉 | 脑干单侧 |
| | | 长/短回旋动脉 | 脑干（大脑脚，膝状体/四叠体） |

## SCA（表3-1）

SCA从BA末端向近侧分支，在大脑脚周围经过桥前池、迂回池、四叠体池内，到达中脑背侧，成为皮质支。从桥前池中分支出穿通支直接穿通动脉（Direct Perforating Artery）和长短回旋动脉（CfxA）。从迂回池中分支出边缘动脉（Marginalartery），从四叠体池中分支出前小脑支（Precerebellar Branch）。另外还有作为皮质支分支的半球支（Hemispheric Branch）和上蚓支（Superior Vermian Branch）。

血管造影的要点。在正面造影中，从Cranial拍摄适合于观察SCA。由于SCA与PCA重叠，作为静态信息的3D-RA对于观察血管终末部分是有用的。

## PCA（表3-2）

PCA始于BA前端部，经脚间池、迂回池、四叠体池内，到达中脑背侧，形成皮质支。P1从BA的起始部分到Pcom合流部分，P2从Pcom合流部到中脑背侧部，P3从中脑背侧部到枕叶内侧面的距状沟入口部分，皮层支称为P4。从P1开始，丘脑后孔动脉（Posterior Thalamoparforating Artery）作为穿通支，内侧后脉络丛动脉（Medial Posterior Choroidal Artery）作为脑干的穿通支，CfxA分叉。从P2开始，作为穿通支的丘脑膝状体动脉（Thalamogeniculate Artery），脉络丛后外侧动脉（Lateral Posterior Choroidal Artery）分支，作为皮质支分支的颞前/内侧下动脉（Anterior/Medial Inferior Temporal Artery）。从P3分出颞后下动脉（Posterior Inferior Temporal Artery），顶枕动脉（Parieto-Occipital Artery），距状沟动脉（Calcarine Artery）作为皮质支的分支。

血管造影的要点。在正面造影中，从Cranial拍摄适合于观察PCA。

## 表3-1 SCA分支

| 主干动脉 | 分类 | 分支 |
| --- | --- | --- |
| 小脑上动脉 | 脑桥前段 | 直接穿通动脉（穿通支） |
| | | 旋动脉（穿通支） |
| | 营养小脑顶部/小脑上面外侧营养分支 | 边缘动脉（皮质支） |
| | 四叠体段 | 小脑前动脉（前小脑支） |
| | 皮质段 | 半球动脉（皮质支） |
| | | 蚓动脉（皮质支） |

## 表3-2 PCA分支与灌注区域

| 主干动脉 | 分段 | 分支 | 灌注区域 |
| --- | --- | --- | --- |
| 大脑后动脉 | P1 | Davidoff-Schechter动脉（硬膜支） | 小脑幕 |
| | P2 | 海马动脉 | 海马 |
| | | 颞下前/后动脉 | 颞叶下面 |
| | P3 | 胼胝体后动脉 | 胼胝体肥大部 |
| | P2或P3 | 顶枕动脉 | 枕顶叶内侧 |
| | | 距状沟动脉 | 舌状回，楔部后下部 |

## 脊髓动脉（图3-13）

脊髓的血管来源于各脊椎水平的节段动脉（Segmental Artery）。节段动脉在颈髓水平是VA，上行颈动脉，深颈动脉，在胸髓水平是最上肋间动脉（锁骨下动脉的分支），肋间动脉（下行主动脉的分支），在腰髓水平是下行主动脉，正中骶骨动脉，腰动脉（髂腰动脉）。节段动脉分为前椎体支（Ventral Branch），后椎体支（Dorsal Branch），脊柱管支（Spinal Branch/Radiculomeningeal Artery）分支，脊支（Spinal Branch）分为体背动脉（Dorsal Somatic Artery）（体后动脉，Retrocorpeal Artery），层前动脉 Prelaminar Artery（硬膜外背动脉，Dorsal Epidural Artery）以及进入硬膜内的神经根支（Neural Branch）的根髓动脉（Radiculomedullary Artery）和软脊膜动脉（Radiculopial Artery），根髓动脉和软脊膜动脉分别为前方的一条脊髓前动脉（Anterior Spinal Artery）和后方的两条脊髓后动脉（Posterior Spinal Artery）提供血流。另外，神经分支（Neural Branch）中营养神经根而非脊髓的血管称为根动脉（Radicular Artery）。

作为最大的根髓动脉（Radiculomedullary Artery）的 Adamkiewicz 动脉（Adamkiewicz Artery）大多以左侧 T9~T12 的节段动脉（Segmental Artery）为起始。体背动脉（体后动脉）与对侧的同血管，及其上下水平的同血管相吻合（Retrocorporeal Anastomosis）。

图 3-13　脊髓动脉与颅内血管的相同点

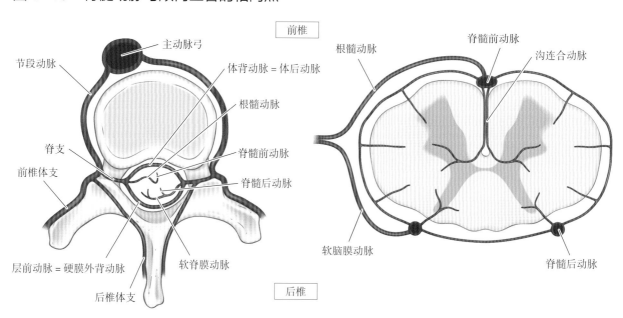

| 分支动脉 | 椎体部 | 脊髓部 | 颅颈椎移行部 |
|---|---|---|---|
| 神经根支 | 根髓动脉 | 前脊髓动脉 | VA（V4）/BA |
| | 软脑膜动脉 | 脊髓后动脉 | PICA |
| 脊神经前支 | 根脊膜动脉（前支） | 体背动脉 | 脑膜前动脉 |
| 脊神经后支 | 根脊膜动脉（后支） | 层前动脉 | 脑膜后动脉 |

## ● 穿通支

　　图 3-14 总结了各个主干动脉和穿支的关联，主要的灌注区域以及闭塞时可能发生的症状。

### 图 3-14　主干动脉和穿支的关联
表示主要灌注区域和闭塞时可能发生的症状

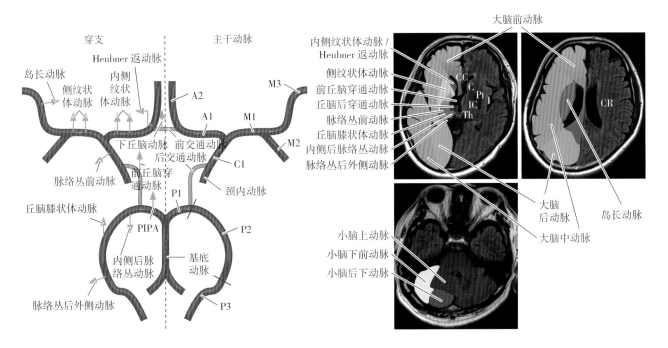

| 分支部 | 名称 | 灌注区域 | 症状及其他 |
|---|---|---|---|
| C1 | 脉络丛前动脉 | 视束，大脑脚，外侧膝状体内含膝 – 后腿，苍白球，钩 | Abbie-Monakow 综合征（偏瘫，单侧感觉障碍，半盲）与 PChA 有互补关系 |
| Pcom | 前丘脑穿通动脉 | 乳头体，灰白色隆起，视丘下部大脑脚，视丘前部 | 偏瘫，感觉障碍 |
| A1 | 内侧纹状体动脉 | 尾状核头，内含前脚苍白球，被壳前方 | — |
| A2 | Heubner 返动脉 | 尾状核头，内含前脚苍白球，被壳前方 | 上肢、面部偏瘫，失语（优势方） |
| Acom | 下丘脑动脉 | 视交叉，下丘脑前半部分，脑弓，下丘脑终板（Lamina Terminalis），胼胝体，透明中隔，前有孔质，带状回前部 | 性格变化，意识障碍，电解质异常，记忆障碍，视野障碍，Korsakoff 综合征（错误认知，健忘症，记名障碍，说话） |
| M1 | 侧纹状体动脉 | 内包后脚，被壳，苍白球 | 偏瘫 |
| M2 | 岛长动脉 | 放射冠 | 上肢偏瘫 |
| P1 | 丘脑后穿通动脉 | 脚间窝，视丘内侧部 | 从一侧 P1 开始的有半数（Percherron 动脉）内侧丘脑综合征（自律神经障碍，情绪波动，妄想，痴呆症） |
| P1·P2 | 内侧后脉络丛动脉 | 中脑被盖、四叠体、松果体，第三脑室脉络丛，内侧膝状体 | 与 AChA 有互补关系 |
| P2 | 丘脑膝状体动脉 | 膝状体，丘脑外侧部，丘脑枕内包，后脚，视束，上丘 | Dejeren-Roussy（VPL：丘脑腹外侧核），感觉障碍（深感觉＋浅感觉），丘脑痛，短暂性偏瘫，不自主运动 |
| P2 | 脉络丛后外侧动脉 | 侧脑室，外侧膝状体 | 与 AChA 有互补关系 |

## P1 的穿通支 (图 3-15)

　　根据 BA 前端的分支形状分为 3 种类型，根据不同的形状可以预测 BA 前端的穿通支走行。在 SCA 和 P1 形成的角度小的类型（汤位，Cranial Fusion）中，从 BA 分支附近开始分为丘脑后穿通动脉（Posterior Thealamoperforation Artery，PTPA）。如果左右一方是汤位，另一方是 SCA 和 P1 所形成的角度较大（反汤位，Caudal Fusion），则 PTPA 比汤位一侧的 P1 分支较多，称为斜反汤位（Asymmetrical Caudal Fusion）。

### 图 3-15　P1 穿通支

在汤位中，P1 和 SCA 所形成的角度接近 0°，几乎是平行走行，而反汤位所形成的角度更大。白色箭头表示穿通支
a：正汤位
b：正反汤位
c：斜反汤位

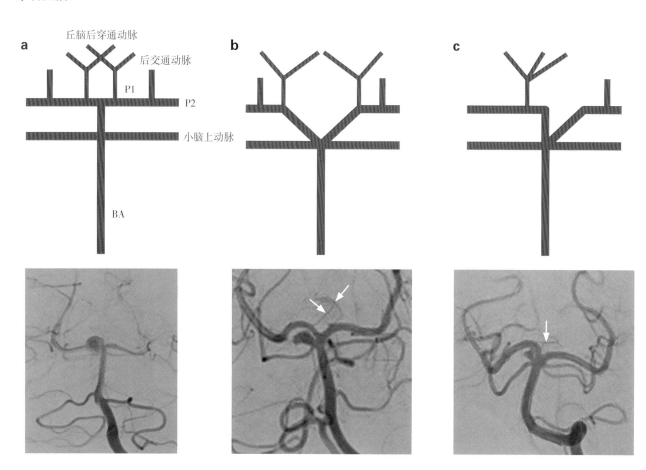

# 加深难度

## 吻合支、侧支循环

至此，我已经描述了每个颅内外血管的分支和灌注区域。血管的灌注区域有很多重叠，既有先天的血管吻合情况，也有受后天疾病的影响，在相邻的灌注区域形成或显现血管构造的情况。

下面首先概述原始血管吻合，接下来，在各个区域（眼窝部，椎体 - 海绵窦部 ICA 部，鼓室周边部，小脑幕和后颅窝硬膜，颅颈椎过渡部，下垂体丙附近，脉络丛动脉）中显示代表性的吻合支。

## 原始血管吻合（图 3-16）

原始血管吻合是存在于原始 ICA 和 VA-BA 系统之间的血管吻合。在发生过程的开始，VA-BA 系是由原始 ICA 经由原始血管吻合而灌注。原始血管吻合有三叉神经动脉（Primitive Trigeminal Artery）、耳神经动脉（Primitive Otic Artery）、舌下神经动脉（Primitive Hypoglossal Artery）、前寰椎动脉（Primitive Proatlantal Artery）。随着 Pcom、VA-BA 的发展而消退，但即使正常发展，MHT、APA Hypoglassal Branch、OA 等也有残余。

▶ 眼窝周围的颅外 - 颅内血管吻合

OphA 与各种 ECA 分支相吻合，作为侧副吻合。图 3-17 总结了吻合血管以及吻合时经由的骨孔。

· 眼窝前方吻合 IMA 的分支眶下动脉（Infrorbital Artery，IOA）、颞深前动脉（Anterior Deep Temporal Artery，ADTA）、STA，FA 的分支内眦动脉（Angul Artery）和 OphA 的吻合。

· 眼窝后方有通过上眼窝裂（Superior Orbital Fissure，SOF）的脑膜返动脉（Recurrent Meningeal Artery，RMA）和通过颅眶孔（Cranio-Orbital Foramen）的脑膜泪腺动脉（Meningolacrimal Artery，MLA）的 MMA 和 OphA 吻合。

· 在眼眶外侧，ADTA 通过颧颞孔（Zygomatico Temporal Foramen），泪腺动脉（Lacriml Artery）与 OphA 吻合。

· 在眼眶内侧，可以通过 IMA 的末支——蝶腭动脉（Sphenopalatine Artery）的筛骨动脉（Ethmoidal Artery）与 OphA 吻合。另外，筛前动脉（Anterior Ethmoidal Artery）与前大脑镰动脉（Anterior Falcine Artery）具有吻合性，大脑镰与小脑镰动脉（Artery of Falx Cerebelli）具有吻合性。

血管造影的要点。由从其附近分支的睫状动脉（Ciliary Artery）所描绘的脉络丛（Choroidal Brush）的确认，作为视网膜中央动脉（Central Retinal Artery）的指标是有用的。

图 3-16　原始血管吻合的示意图和起始部，走行部，汇合部，残留

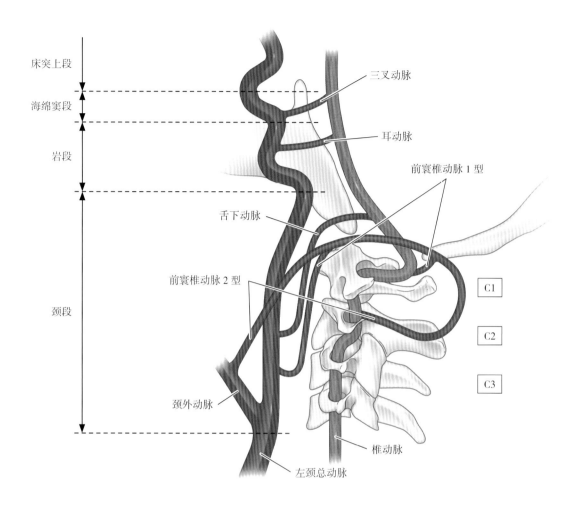

床突上段

海绵窦段

岩段

颈段

三叉动脉

耳动脉

前寰椎动脉 1 型

舌下动脉

前寰椎动脉 2 型

C1

C2

C3

颈外动脉

椎动脉

左颈总动脉

| | | 起始部 | 走行部 | 汇合部 | 残留（残余） |
|---|---|---|---|---|---|
| 三叉神经动脉 | — | 颈内动脉海绵窦段或颈内动脉岩段 | 梅克尔（Meckel）腔（外侧型），斜坡（内侧型）外侧型比内侧型多 11 倍 | SCA/AICA 之间的 BA | 外侧斜坡动脉 |
| | 变异 | | | SCA/AICA/PICA | — |
| 耳神经动脉 | — | 颈内动脉岩段 | 内听道 | AICA 近位的 BA | — |
| 舌下神经动脉（对侧 VA 多为低形成） | — | 颈内动脉颈段 | 舌下神经管 | BA | APA 神经脑膜支舌下支 |
| | 变异 | 颈内动脉或颈外动脉 | | PICA | |
| 前寰椎动脉 | 1 型 | ICA C2~C3 水平 | 后头骨 ~C1 椎体间 | 枕骨大孔 | V4 | V3，OA 水平部，远端部 |
| | 2 型 | 颈外动脉 | C1~C2 椎休间 | | V3 | — |
| | 变异 | 枕动脉 | | | PICA | — |

## 图 3-17　眼眶周围的侧副吻合

相互箭头为吻合血管，蓝圈为骨孔

a：侧面观

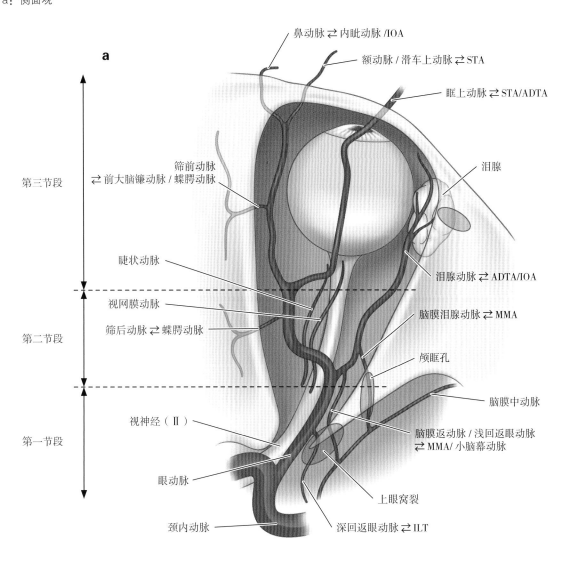

鼻动脉 ⇄ 内眦动脉 /IOA

额动脉 / 滑车上动脉 ⇄ STA

眶上动脉 ⇄ STA/ADTA

泪腺

筛前动脉
⇄ 前大脑镰动脉 / 蝶腭动脉

泪腺动脉 ⇄ ADTA/IOA

第三节段

睫状动脉

视网膜动脉

筛后动脉 ⇄ 蝶腭动脉

脑膜泪腺动脉 ⇄ MMA

颅眶孔

第二节段

脑膜中动脉

视神经（Ⅱ）

眼动脉

脑膜返动脉 / 浅回返眼动脉
⇄ MMA/ 小脑幕动脉

第一节段

上眼窝裂

颈内动脉

深回返眼动脉 ⇄ ILT

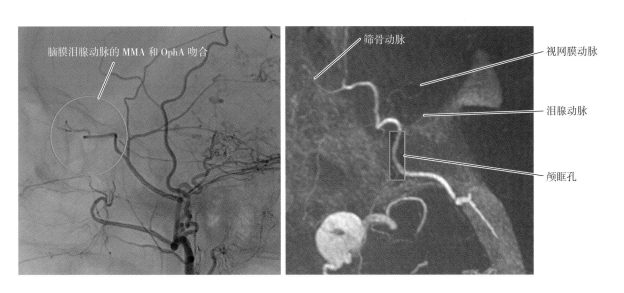

脑膜泪腺动脉的 MMA 和 OphA 吻合

筛骨动脉

视网膜动脉

泪腺动脉

颅眶孔

图 3-17（续）

b：正面观

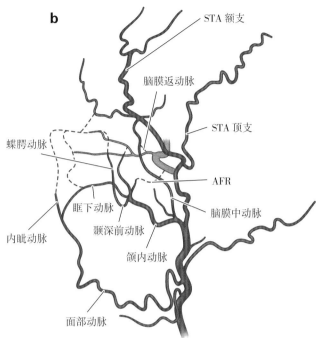

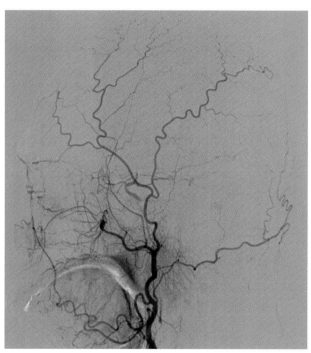

| | 眼动脉 | 颌内动脉 | 颈内动脉 | 除此之外 |
|---|---|---|---|---|
| 眼眶前方 | 鼻动脉 | — | — | 角动脉，眶下动脉 |
| | 额动脉 / 滑车上动脉 | — | — | STA 额支 |
| | 眶上动脉 | — | — | STA 额支，颞前深动脉 |
| 眼眶内侧 | 筛前动脉 | 蝶腭动脉 | — | 镰前动脉 |
| | 筛后动脉 | 蝶腭动脉 | — | |
| 眼眶外侧 | 泪腺动脉 | — | — | 眶下动脉，颞前深动脉 |
| 眼眶后方 | 脑膜泪腺动脉 | MMA 前支 | — | — |
| | 复发性脑膜动脉，眼浅动脉 | MMA 前支 | 幕动脉 | — |
| | 深回返眼动脉 | 眶上裂动脉 | ILT 前内侧支 | — |

▶ 经由锥体－海绵窦 ICA 的颅外－颅内血管吻合（图 3-18）

ILT 与各种 ECA 分支相吻合，作为侧副吻合。具有吻合的血管有以下情况。

·通过 SOF 的深回返眼动脉（Deep Reccurent Ophthalmic Artery，DROA）和 IMA 的分支眶上裂动脉（Artery of Superior Orbital Fissure，ASOF）。

·通过正圆孔（Formann Rotundum，FR）的正圆孔动脉（Artery of Formanen Rotundum，AFF）。

·通过 FS 的 MMA。

MHT 分为脑膜背侧动脉（Dorsal Meningeal Artery）、内侧/外侧斜坡动脉（Medial/Lateral Clival Artery）、小脑幕动脉（Tentorial Artery）、垂体下动脉（Inferior Hypophyseal Artery）。内侧/外侧斜坡动脉在斜坡与 APA 的舌下支（Hypoglossal Branch）、颈静脉支（Jugular Branch）吻合。小脑幕动脉是 ILT 上支（Superior Branch），MHT 的分支，与 MMA 的 PB/PSB 的幕支（Tentorial Branch）吻合。

破裂孔返动脉（Recurrent Artery of Foramen Lacerum）是岩段（Petrous Segment）或 MHT 的分支，与 APA 的颈动脉支（Carotid Branch）、ILT 后外侧支（Posterolateral Branch）和 MMA 海绵窦支（Cavernous Branch）吻合。

翼管动脉（Artery of Pterygoid Canal）通过翼管（Pterygoid Canal，PC）与 IMA 第三节段分支的同名血管吻合，在颅外与 APA 咽上支（Superior Pharyngeal Branch，SPB）、IMA 咽动脉（Pharyngeal Artery，PA）、AMA 前支（Anterior Branch）等吻合。

## 图 3-18　锥体 – 经由海绵窦 ICA 的颅内血管吻合

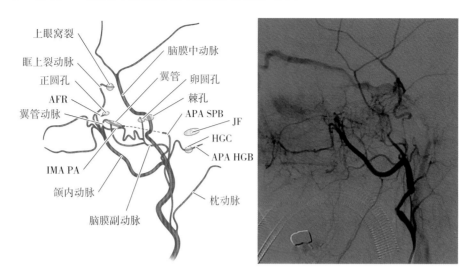

上眼窝裂
脑膜中动脉
眶上裂动脉
翼管　卵圆孔
正圆孔
棘孔
AFR
翼管动脉
APA SPB　JF
HGC
APA HGB
IMA PA
颌内动脉
枕动脉
脑膜副动脉

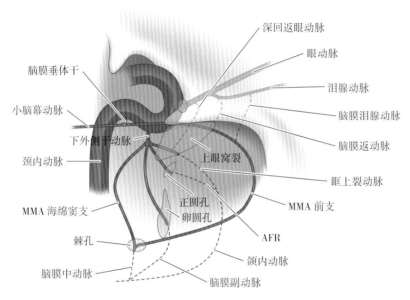

深回返眼动脉
眼动脉
脑膜垂体干
泪腺动脉
小脑幕动脉
脑膜泪腺动脉
下外侧干动脉
脑膜返动脉
颈内动脉
上眼窝裂
MMA 海绵窦支
眶上裂动脉
正圆孔
卵圆孔
MMA 前支
棘孔
AFR
脑膜中动脉
颌内动脉
脑膜副动脉

| 颈内动脉 | 分支（骨孔） | | 吻合血管 |
|---|---|---|---|
| 颈鼓动脉 | 鼓室丛 | | APA 鼓室下动脉，茎乳突动脉，鼓室后动脉，MMA PB 鼓室上动脉，IMA 鼓室前动脉 |
| 翼管动脉（翼丛动脉） | （翼管） | | IMA 咽动脉，咽上支，AMA 前支 |
| 破裂孔返动脉 | （破裂孔） | | APA 颈动脉支，MMA 海绵窦支，ILT 后外侧支 |
| 脑膜垂体干 | 垂体下动脉 | | — |
| | 脑膜背侧动脉 | 内侧斜坡动脉 | APA 舌下支（舌下神经管） |
| | | 外侧斜坡动脉 | APA 颈静脉支（颈静脉孔） |
| | 小脑幕动脉 | | MMA PB/PSB 幕支 |
| 下外侧干动脉 / 海绵窦下动脉 | 上支 | 小脑幕动脉 | |
| | 前内侧支（SOF） | | ASOF/DROA |
| | 前外侧支（FR） | | AFR |
| | 后内侧支（FO） | | AMA |
| | 后外侧支（FS） | | MMA 海绵窦支 |

## 与鼓室周边部的营养血管吻合（图3-19）

鼓室周围有 AICA 的分支，主要分布营养内耳神经的内听动脉（Internal Auditory Artery）和丘脑下动脉（Subarcuate Artery）。另外，MMA PB 和 OA 从 PAA 分支的茎乳突动脉（Stylomastoid Artery）形成面部支撑血管网（Facial Arcade），主要营养面部神经。此外，

- 鼓室上动脉（MMA PB 的分支）。
- 鼓室下动脉（APA 的分支）。
- 鼓室前动脉（IMA 的分支）。
- 鼓室后动脉（茎乳突动脉的分支）。
- 颈淋巴动脉（ICA 的分支）。

将鼓室丛（Tympanic Plexus）成型并分布。丘脑下动脉（Subarcuate Artery）和 MMA PB，OA 乳突支（Mastoid Branch）有潜在的吻合。

## 图 3-19　面部支撑血管网 Facial Arcade

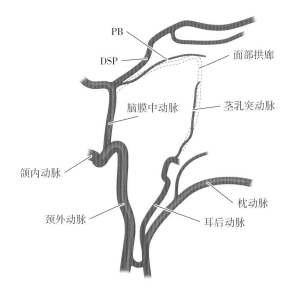

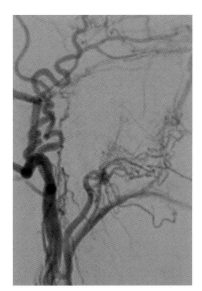

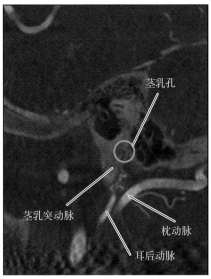

## 小脑幕与后颅窝硬膜的营养血管吻合（图 3-20）

作为对小脑幕的营养血管，来自 MHT 的小脑幕动脉（Tentorial Artery）（Bernasconi-Cassinari 动脉），来自 ILT 的小脑幕动脉，来自 VA 的硬膜后动脉（Posterior Meningeal Artery，PMA），来自 SCA 的小脑幕动脉，来自 PCA 的小脑幕动脉（Davidoff-Schechter 动脉，ADS），来自 MMA 的幕支（Tentorial Branch），PSB、PB、APA 由来的脑膜神经支（Neuromeningeal Branch），OA、PAA 等都有可能分布。这些血管在相邻的血管之间有时会有吻合。

## 颅颈椎移行部的吻合（图 3-21）

APA 舌下支（Hypoglossal Branch）是舌下神经动脉（Primitive Hypoglossal Artery）的残留，OA 则利用部分寰前动脉（Proatlantal Artery）的残留，因此可能分别与 ICA 和 VA 有丰富的吻合。在 C1 和 C2 水平上，VA 肌支（Muscular Branch）与 OA 肌支吻合，这是原始血管吻合之一寰前动脉的残留。APA 与左右两侧的 VA C3 水平分支的左右一对节段动脉（Segmental Artery）[脑膜前动脉（Anterior Meningeal Artery）] 吻合，形成齿状支撑血管网（Odontoid Arcade）。脑膜前动脉（Anterior Meningeal Artery）有一对后升动脉（Posterior Ascending Artery）和一对前升动脉（Anterior Ascending Artery）在硬膜外上行齿突（Odontoid）的后面，在寰椎前面上行。

### 图 3-20 小脑幕与后颅窝硬膜的营养血管吻合

相互箭头为吻合血管，蓝圈为骨孔

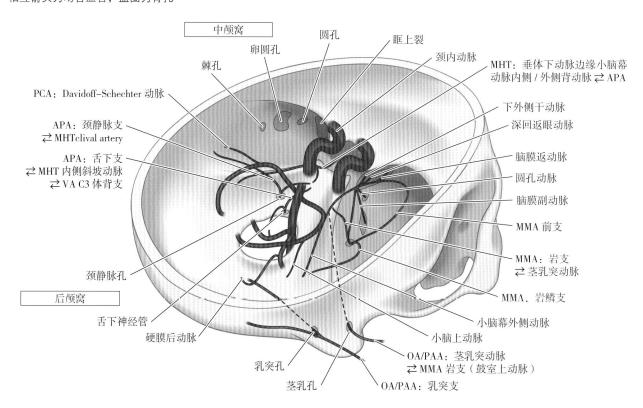

## 下垂体柄附近的吻合、侧副吻合（图3-22）

SHA 由 OphA 和 Pcom 分支之间的 ICA 分支，在营养下垂体柄和下垂体前叶的同时灌注视神经、视交叉等。两侧的 SHA 有吻合。末梢与 ACA 的连合支（Commissural Branch），Pcom 的结节漏斗部动脉（Tuberoinfundibular Artery）吻合。

### 图 3-21　颅颈椎移行部的吻合

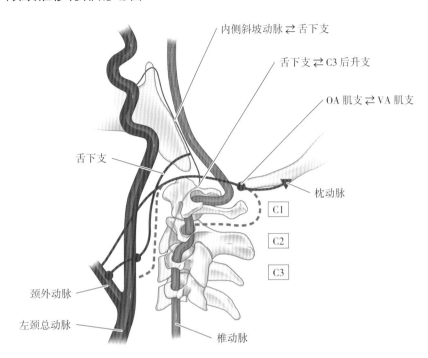

内侧斜坡动脉⇄舌下支

舌下支⇄C3后升支

OA 肌支⇄VA 肌支

舌下支

枕动脉

C1

C2

C3

颈外动脉

左颈总动脉

椎动脉

### 图 3-22　下垂体柄附近的吻合、侧副吻合（从颅底观察）

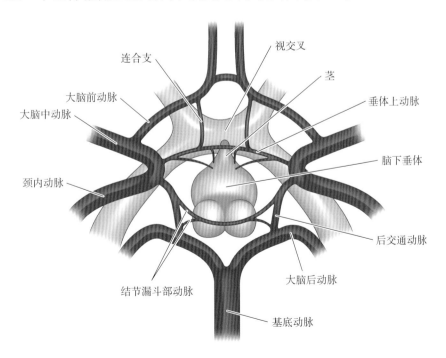

连合支

视交叉

茎

大脑前动脉

垂体上动脉

大脑中动脉

脑下垂体

颈内动脉

后交通动脉

大脑后动脉

结节漏斗部动脉

基底动脉

## 脉络丛动脉的吻合（图3-23）

AChA 从 Pcom 分支远端发出，沿视索外侧在脑槽内向后走行，穿过视索从大脑脚到外侧膝状体［脑池段（Cisternal Segment）］。接着从脉络膜裂（Choroidal Fissure）进入侧脑室下角［脉络膜点（Plexal Point）］，灌流［丛段（Plexal Segment）］侧脑室内的脉络丛，向上前方行进至 Monro 孔。脑池段在钩回、视索、外侧膝状体、视丘外侧、苍白球、内包后脚等处有重要的血管分支。AChA 是 ICA 的分支，即脉络丛后外侧动脉（Lateral Posterior Choroidal Artery，LPChA）与外侧膝状体吻合，在 Monro 孔的稍后方与脉络丛后内侧动脉（Medial Posterior Choroidal Artery，MPChA）吻合。

图 3-23　脉络丛动脉的吻合（从颅底观察）

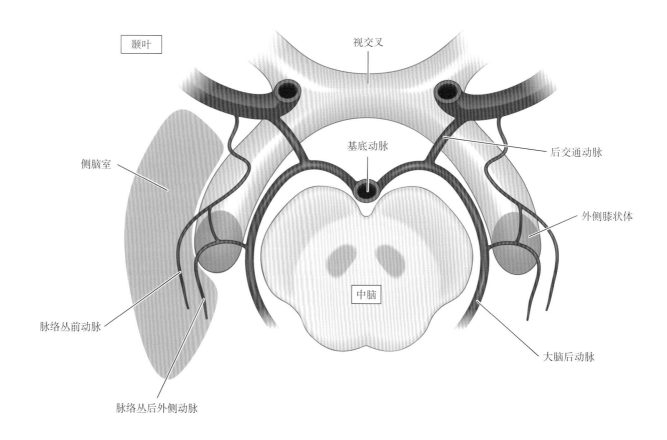

颞叶

视交叉

基底动脉

后交通动脉

侧脑室

外侧膝状体

中脑

脉络丛前动脉

大脑后动脉

脉络丛后外侧动脉

## ● 最后

本章将脑血管内治疗所需的动脉解剖学知识分为主干动脉、穿通支动脉、吻合路、侧副吻合进行了概述。由于篇幅所限，关于胚胎学的观点和正常变异（Normal Variation）的内容进行了省略。

参考文献 ————————————————————————————————

[1]  Burzotta F, Nerla R, Pirozzolo G, et al. Clinical and procedural impact of aortic arch anatomic variants in carotid stenting procedures. Catheter Cardiovasc Interv 2015; 86(3): 480-489.

[2]  Muller MD, Ahlhelm FJ, von Hessling A, et al. Vascular Anatomy Predicts the Risk of Cerebral Ischemia in Patients Randomized to Carotid Stenting Versus Endarterectomy. Stroke 2017; 48(5): 1285-1292.

[3]  Tamura A, Kasai T, Akazawa K, et al. Long insular artery infarction: characteristics of a previously unrecognized entity. AJNR Am J Neuroradiol 2014; 35(3): 466-471.

[4]  Kiyosue H, Tanoue S, Hongo N, et al. Artery of the Superior Orbital Fissure: An Undescribed Branch from the Pterygopalatine Segment of the Maxillary Artery to the Orbital Apex Connecting with the Anteromedial Branch of the Inferolateral Trunk. AJNR Am J Neuroradiol 2015; 36(9): 1741-1747.

[5]  Byrne JV, Garcia M. Tentorial dural fistulas: endovascular management and description of the medial dural-tentorial branch of the superior cerebellar artery. AJNR Am J Neuroradiol 2013; 34(9): 1798-1804.

[6]  Lasjaunias P, et al. Clinical Vascular Anatomy and Variations (Surgical Neuroangiography), Springer, 2001.

[7]  宜保浩彦，ほか. 臨床のための脳局所解剖学, 中外医学社, 2000.

[8]  小宮山雅樹. 詳細版 脳脊髄血管の機能解剖, メディカ出版, 2011.

[9]  清末一路，ほか. 血管内治療のための血管解剖 外頚動脈, 学研メディカル秀潤社, 2013.

[10]  滝 和郎，中原一郎，ほか. パーフェクトマスター脳血管内治療 必須知識のアップデート, メジカルビュー社, 2014.

[11]  波出石弘，ほか. 脳動脈コンプリート 開頭手術と血管内治療のために, 中外医学社, 2014.

[12]  實金清博，脳血行再建術 2 版, 中外医学社, 2016.

# 第四章 围手术期管理的关键

金丸拓也 日本医科大学大学院医学研究科神经内科学领域

## 围手术期管理的要点

脑血管内治疗的围手术期管理的关键是尽可能地预防并发症，并在并发症发生时将其影响降到最低。为此，需要充分进行术前检查、术中监测和术后管理，根据病情和手术采取适当的药物疗法。

## ● 抗血小板疗法（血小板凝集功能检查）

有报道称，颈动脉支架置入术（Carotid Artery Stenting，CAS）后的缺血性并发症或神经并发症的预防效果相比于阿司匹林和肝素的联合使用，阿司匹林和替诺吡啶类药物的联合使用［双联抗血小板治疗（Dual Antiplatelet Therapy，DAPT）］效果更好。因此，CAS围手术期的抗血小板药物基本采用多药联合治疗。有报告称，在颅内动脉瘤弹簧圈栓塞术中，通过抗血小板疗法也可以有效预防围手术期缺血性并发症，根据瘤的形状和治疗方法使用单剂或2剂。特别是在同时使用颅内支架时，为了预防支架内血栓，与CAS一样，在术前开始进行DAPT。另外，在使用Flow Diverter时也同样推荐使用DAPT。

### 抗血小板疗法的抵抗案例

据报道，在抗血小板药的抵抗病例中，围手术期缺血并发症增加。因此，对该药的药效评价很重要。常用的方法是，通过光透射法进行血小板聚集能力检测。离心分离得到的血小板血浆中富含二磷酸腺苷（Adenosine Diphosphate，ADP）和骨胶原等凝集物质而产生的血小板凝集程度，用吸光度计测定的透光度表示。我院根据使用骨胶原（2 μg/mL 和 5 μg/mL）和 ADP（1 μM 和 10 μM）的两种浓度分析法的 9 Class 分类进行药效评价（图4-1）。最近，透过光强度法的简易血小板凝集功能检查工具包（Point-of-Care Tool）——VerifyNow®等也逐渐普及。

氯吡格雷的代谢酶 CYP2C19 的基因多态性等原因产生的"氯吡格雷抵抗"和关于阿司匹林抵抗的报告，这些都是引起缺血性并发症的重要风险。在术前进行血小板凝集能力检查，如果判断为"抵抗"，一般会通过增加各种药物、增加西洛他唑或改为普拉格雷等方法来达到充分抑制血小板功能的效果。

### 图 4-1 利用透光法检查血小板功能

a：血小板凝集功能检测仪 MCM Hermater 712（由东京光电提供）
b：ADP 药效 Class 分类。通过结合从两个浓度的激动剂获得的凝聚功能曲线下面积，将药效分类为 9 Class 进行评估

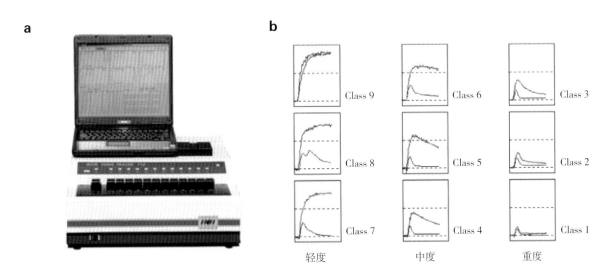

## 术后的抗血小板疗法

关于术后的抗血小板疗法持续的时间，没有一定的标准，主要根据手术的不同而不同。在简单技术和球囊辅助弹簧圈栓塞术中，通常在术后立即停止抗血小板疗法，但在弹簧圈凸入主血管的情况下，也有为了预防血栓而继续进行抗血小板疗法的情况。当进行 CAS、支架联合弹簧圈栓塞术、Flow Diverter 置入术时，为了预防支架内血栓形成，通常术后也要继续进行一定时间的 DAPT。CAS 的情况下，通常要持续 3 个月的 DAPT，通过颈动脉超声等检查支架内没有血栓后，再将抗血小板药减少为单剂。如果采用支架联合弹簧圈栓塞术或 Flow Diverter 置入术，通常需要持续使用 3~6 个月的 DAPT，通过 DSA 等确认支架内没有血栓后，再将抗血小板药减少为单剂。2018 年，日本正在进行 RCT（DAPTSACE），将支架联合弹簧圈栓塞术的 DAPT 时间分为 3 个月或 12 个月两组，其结果备受关注。

## 抗凝疗法（肝素应用）

## 术中的抗凝疗法

术中的抗凝疗法，一般在置入穿刺鞘后静注 4000~5000U 肝素，约 5~10min 后测定活化全血凝固时间（Activated Clotting Time，ACT）进行评价。在 CAS 的情况下，建议 Angioguard®RX 为 300s 以上，Filterwire EZ™ 为 275s 以上，Carotid GUARDWIRE™ PS 和 SpiderFX™ 为 250s 以上。脑动脉瘤弹簧圈栓塞术的目标是控制时间的 2 倍或 250~300s。如果 ACT 未达到目标，则适当追加注射 1000~3000U 肝素，达到目标值后开始手术。

## 术后的抗凝疗法

对于术后的抗凝疗法也没有一定的见解，因机构而异。目前正在进行的有自然逆转、10000U/d 肝素持续静注（数天）、ALGARO BAN（48h）等。

## 出血性并发症

对于术中动脉瘤破裂等出血性并发症，通过鱼精蛋白（每 1000U 肝素 10~15mg）使 ACT 正常化、降压，并进行呼吸循环动态管理。鱼精蛋白由于快速用药会出现低血压和呼吸困难等副作用，建议先用 50mL 生理盐水稀释，然后缓慢静注 10min 以上。另外，对于术中的血栓形成，在进行 ACT 测定后，给予肝素追加应用或口服抗血小板药（增加用），有时也会进行奥扎格雷钠静注和尿激酶的局部动脉注射等。如果被怀疑是肝素引起的血小板减少症（Heparin Inducedthrombocytopenia，HIT），在测定血小板计数后停用肝素，改为阿加曲班。

# ⊙ 如何进行血压管理（应对 CAS 中的心动过缓和低血压）

在 CAS 中，由于球囊和支架的扩张对颈动脉窦的受压刺激而产生过多的迷走神经反射，就会诱发心动过缓和低血压。有报道称，心动过缓和低血压的发生率均高达 27%，特别是高度钙化病变、分支部病变、后扩张球囊直径较大等情况，应引起注意。对于预防低血压，手术当天减量降压药或停药是有效的，但也有根据病情不宜停药的情况，如用于重症心绞痛的 β 受体阻滞剂、用于冠脉痉挛性心绞痛的 $Ca^{2+}$ 拮抗剂等，需要注意。

如果术中发生低血压，以输液负荷为基础，将稀释 10 倍的依替福林每 1mg 静注，或将稀释 100 倍的去甲肾上腺素每 0.01mg 静注。迁延时，用多巴胺或去甲肾上腺素持续静注升压。另外，对于术中心动过缓，可静注 0.5mg 硫酸阿托品，但有研究报告显示，预防性用药比心动过缓出现后更能显著降低心脏并发症，所以通常在扩张之前应用。如果术后仍出现心动过缓、低血压迁延，可持续使用升压剂。

另一方面，如果用 SPECT 或经颅超声多普勒方法检查怀疑有过度灌注现象，可通过尼莫地平持续静注控制低血压或采用异丙酚等镇静，预防过度灌注综合征。通过跟进 SPECT 和经颅超声多普勒法，在过度灌注现象稳定的阶段可结束降压和镇静。

## ● 应对肾功能降低的案例

合并慢性肾脏病（Chronic Kidney Disease，CKD）的患者，由于造影剂的肾毒性，患造影剂肾病的风险较高。造影剂肾病定义为"服用碘造影剂后，72h 内血清肌酐比造影前升高 0.5mg/dL 以上或较基础值升高 25% 以上"，通常在 2 周左右就会恢复，但需要血液透析或有预后不良的情况，因此努力预防是非常重要的。

有报告显示，造影剂使用量在"5× 体重（kg）/ 血清肌酐值（mg/dL）"以下时，造影剂肾病的发病率只有 2% 左右，但如果超过该数值，发病率将上升至 21%。因此，为了预防发病，应尽量减少造影剂的总量。关于其他预防方法，《肾功能障碍患者碘造影剂使用指南 2012》（表 4-1）中进行了总结。建议在注射造影剂前后使用静注生理盐水或重碳酸钠液，但不建议使用 N- 乙酰半胱氨酸和维生素 C 等药物。另外，手术后立即进行血液透析对造影剂肾病的预防效果也尚未得到证明。但对于发病后全身状况不佳的患者，由于血液透析可以减少死亡率和并发症，因此被推荐使用。

### 表 4-1　造影剂肾病的预防方法

|  | 预防方法 | 标准水平 | 推荐等级 |
|---|---|---|---|
| 输液 | 经静脉给药等张性输液制剂 | II | A |
|  | 与 0.45% 盐水相比的生理盐水 | II | A |
|  | 与生理盐水相比的碳酸氢钠输液 | I | C1 |
|  | 与长时间输液相比的短时间输液 | II | C2 |
| 药物疗法 | N- 乙酰半胱氨酸 | I | C2 |
|  | hANP | II | C2 |
|  | 抗坏血酸 | II | C2 |
|  | 他汀 | II | C2 |
| 透析 | 血液透析 | I | D |
|  | 血液过滤 | II | C2 |

标准水平 I：Systematic Review/RCT 的元分析
标准水平 II：1 个以上的 RCT
推荐等级 A：有很强的科学依据，强烈推荐去做
推荐等级 C1：虽然没有科学依据，但建议去做
推荐等级 C2：没有科学根据，但不建议去做
推荐等级 D：有科学依据表示无效性或有害，建议不要去做

（根据《肾功能障碍患者碘造影剂使用指南 2012》进行修改）

## ● 造影剂过敏

报告显示，日本非离子性碘造影剂的不良反应发生率为 3.13%，严重不良反应为 0.04%，死亡率为 0.0006%。大约 70% 的过敏性副作用发生在给药后 5min 内，与给药量和给药速度并没有关系，如果既往有造影剂副作用史，风险增加 5~6 倍，支气管哮喘的风险是 6~10 倍，特应性皮炎的风险是 2~3 倍。对支气管哮喘病例使用造影剂，一般认为发作得到控制的病例和既往小儿哮喘缓解的情况下可以使用。如果既往有过敏性的即刻型副作用，为了预防推荐预先用药（表 4-2）。

如果过敏性副作用引起血压下降或呼吸困难，应肌注肾上腺素 0.3mg，通过快速输液、确保气道畅通和输氧等进行全身管理。症状改善后，约 20% 的病例也会出现两种兼容性反应，因此会给肾上腺皮质类固醇（甲泼尼龙 125mg 静注）和 H1 受体拮抗剂（苯海拉明、氯苯那敏等），H2 受体拮抗剂（法莫替丁、雷尼替丁等）。

### 表 4-2　过敏性即刻型副作用的预防用药

| | |
|---|---|
| 1 | 甲泼尼龙 32mg 内服（使用造影剂 12h 后及 2h 前，不能内服时可静注氢化可的松 200mg），也可考虑联合抗组胺药 |
| 2 | 泼尼松龙 50mg 内服（造影剂使用 13h、7h 及 1h 前），苯海拉明 50mg 静注，肌注或内服（造影剂使用 1h 前） |

（改编自《美国放射学会造影剂手册 10.2 版》）

## 术前准备

- 为了预防脑血管内治疗围手术期的并发症，有必要根据病情和手术采取药物疗法。
- 为了预防围手术期缺血 / 出血并发症的最佳抗血栓疗法（抗血小板药 / 抗凝药），通过血小板凝集功能检查和 ACT 等进行药效监测是非常重要的。
- 应对 CAS 中的心动过缓和低血压，应根据症状 / 病情采取迅速措施，如术前停降压药或术中用药等。
- 为了预防造影剂肾病和造影剂过敏，需要检查肾功能和过敏疾病史，对于发病风险高的病例需要采取预防措施。

## "全身管理的重要性"

　　无论多么巧妙地放置弹簧圈和支架，都有可能形成血栓，引起脑梗死。另外，顺利结束治疗的患者在随访过程中也有可能出现出血的情况。因此，我们从术前到术后都必须努力进行全身管理。同时最近抗血小板药和抗凝药的种类很多，可以根据患者的情况进行微调。我科根据血小板凝集功能测定结果，采取了完善的措施，没有发生过严重的血栓性并发症。但是，日本国内至今仍有很多机构没有进行这项检查。虽然还没有高质量的证据，但从我们的经验来看，这是非常有效的。也借此机会建议大家进行血小板凝集功能的测定！（吉村）

## 参考文献

[1]　McKevitt FM et al. The benefits of combined anti-platelet treatment in carotid artery stenting. Eur J Vasc Endvasc Surg 2005; 29: 522-527.

[2]　Dalainas I et al. Dual antiplatelet regime versus acetyl-acetic acid for carotid artery stenting. Cardiovasc Intervent Radiol 2006; 29: 519-521.

[3]　Yamada NK et al. Effect of antiplatelet therapy on thromboembolic complications of elective coil embolization of cerebral aneurysms. Am J Neuroradiol 2007; 28: 1778-1782.

[4]　Hwang G et al. Thromboembolic complications of elective coil embolization of unruptured aneurysms: the effect of oral antiplatelet preparation on periprocedural thromboembolic complication. Neurosurgery 2010; 67: 743-748.

[5]　Saatci I et al. Treatment of intracranial aneurysms using the pipeline flow-diverter embolization device: a single-center experience with long-term follow-up results. Am J Nuroradiol 2012; 33: 1436-1446.

[6]　Gupta R et al. Rate, predictors and consequences of hemodynamic depression after carotid artery stenting. J Am Coll Cardiol 2006; 47: 1538-1543.

[7]　Cayne NS et al. Carotid angioplasty and stent-induced bradycardia and hypotension: Impact of prophylactic atropine administration and prior carotid endarterectomy. J Vasc Surg 2005; 41: 956-961.

[8]　Nandalur MR et al. Vasopressor use in the critical care unit for treatment of persistent post-carotid artery stent induced hypotension. Neuroctit Care 2007; 7: 232-237.

[9]　Rihal CS et al. Incidence and prognostic importance of acute renal failure after percutaneous coronary intervention. Circulation 2002; 105: 2259-2264.

[10]　Katayama H et al. Adverse reactions to ionic and nonionic contrast media. Radiology 1990; 175: 621-628.

# 第五章 穿刺和引导的诀窍

垣田宽人　兵库医科大学脑神经外科学讲座

## 穿刺和引导的要点

在脑血管内治疗中，可以将血管穿刺和导管的引导比作脑动脉瘤栓塞术的"开颅"。但如果不能完成，虽然只是准备阶段，血管内治疗就无法实施，因此必须安全实施。

## ● 准备

在脑血管内治疗前，最好先进行大腿至颈部的 3D-CTA、MRA 及血管造影。这样就可以获得有无胸部和腹主动脉瘤、有无血管狭窄和闭塞、主动脉弓的分支形式等信息，对于建立治疗路线等策略（Strategy）非常有用。

主动脉弓的分支类型有，左椎动脉（Vertebral Artery，VA）起自主动脉弓，牛弓（Bovine Arch）（22%，其中 Bovine 是牛的意思，但实际上牛并不是这样的分支），迷走右锁骨下动脉（Aberrant Right Subclavian Artery）（0.5%~1.0%）等变化。另外，从主动脉弓的最高端到头臂干（Brachiocephalic Artery）分支部的高度是颈总动脉（Common Carotial Artery，CCA）直径的几倍，分为 Ⅰ~Ⅲ 型，牛弓和Ⅲ型的情况，来自主动脉弓的血管分支角变得陡峭，很难导引导管，即使引导成功，在术中通过支架等硬装置时也有可能脱落。在 Bovine Arch 中选择左 CCA 时，右肱动脉接近法可能更容易（图 5-1，图 5-2）。

## 图 5-1　主动脉弓的类型

a：正常（70%）
b：牛弓。头臂干和左 CCA 形成共同干（13%）
c：牛弓。左 CCA 是头臂干的分支（9%）

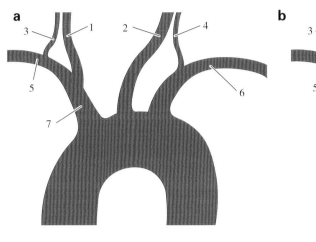

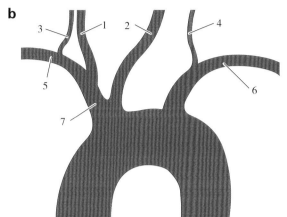

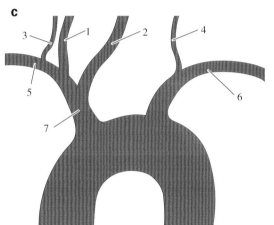

1. 右颈总动脉（CCA）　　2. 左颈总动脉（CCA）
3. 右椎骨动脉（VA）　　　4. 左椎骨动脉
5. 右锁骨下动脉　　　　　6. 左锁骨下动脉　　　　7. 头臂干

## 图 5-2　右锁骨下动脉

右锁骨下动脉从左锁骨下动脉起始部的主动脉弓分支。此时，右 VA 有从右锁骨下动脉分支，有时从右 CCA 背面分支

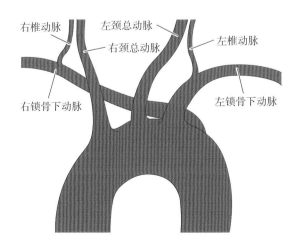

## ● 血管穿刺

在脑血管内治疗中，几乎所有的病例在术前都会给予 2 种抗血小板药物（Dual Antiplatelet Therapy，DAPT），在术中也会注射肝素。另外，在治疗急性期脑栓塞时，大多在注射 t-PA 的情况下进行穿刺，因此必须避免发生出血。

### 前壁穿刺

首先，在透视下确认穿刺侧的股骨头中央水平。为了使粗鞘（通常 25cm 左右的长鞘）充分通过，在穿刺部位的皮肤上开小切口，左手一边触摸动脉搏动一边穿刺。穿刺针相对于皮肤呈 30°~40° 的角度进行穿刺，针尖感受大腿动脉的硬度和搏动，使针头前进。如果穿透后壁，术中、术后有可能形成血肿，因此应注意只穿刺前壁。最好从平时脑血管造影时开始练习前壁穿刺。

### 插入导丝

如果能确认针头碰到血管喷出的逆血，就再让针头进一点，然后在透视下插入导丝。导丝在血管内顺利前进时，几乎没有阻力。因此，如果存在阻力，考虑到误入小血管或夹层的可能性，因此要在充分确认后再考虑重新穿刺。另一方面，即使很好地进入血管内，当血管的弯曲阻力很强时，很难推进附在鞘内的导丝。此时，可以通过变更为更加灵活、操作性好的弧形导丝®等来解决。如果在有阻力的情况下强行推进导丝，则会导致动脉穿孔或夹层，导致一条通道被破坏，最坏的情况下，手术可能会中止。因此如果有推进异常，有必要判断是否拔出。

插入鞘后，静注肝素。为了防止术中鞘脱落，用胶带或线固定。

### 大腿动脉手术

脑血管内治疗一般通过股动脉穿刺进行。平时的脑血管造影也要考虑患者的负担，肱动脉和桡动脉（Radial Artery，RA）腹腔穿刺术进行很多。但上肢的穿刺方法和下肢的穿刺方法，导管的操作有很大的不同，因此脑血管内治疗推荐通过大腿股动脉进行穿刺，可以得到治疗路径。

## ● 导管选择

### 使用什么尺寸的导管

导引导管有长短、粗细、硬度、前端形状等各种各样的种类，必须研究在不同的病例中使用哪种。直径尤其重要。例如，在动脉瘤弹簧圈栓塞术中，如果采用简单的技术，可以用 5Fr 的导管进行，但可以用球囊辅助或支架辅助，在双导管技术等一个导引导管中插入多个导管时，需要更粗的导管。如果没有空间能插入两个导管，且分别取入时相互干涉，导致一起移动，无法进行故障排除，因此应配合术前的策略（Strategy），另外，选择足够粗的尺寸，以便在不测的情况下也能处理。

### 内导管的选择

如果确定了导引导管的尺寸，则使用约 –2Fr 的内导管。如果导引导管和内导管的尺寸差太大，就会形成阶梯差，在分支部位等处可能会卡住（Ledge Effect）。通常使用 JB2 型的内导管，但如果目的血管与主动脉的分支角陡峭，也有使用西蒙型的。

### 引导机制

有时会插入引导鞘代替导引导管。这样可以减小血管穿刺部位的直径，特别是从肱动脉等细小血管接近时很有用。这里需要注意的是，导引导管通常采用外径表示，而引导鞘与鞘一样采用内径表示。6Fr 的引导鞘的外径相当于 8Fr 的导引导管。另外，在脑血管内治疗后，有时会在不拔掉鞘的情况下离开血管摄影室，但由于引导鞘较长，所以大多更换成短鞘。

# ● 引导

## 引导至主动脉弓

　　如果能留置鞘，接着插入导引导管。在导引导管（母导管）中插入内导管（子导管），再将导引线插入其中，用该系统插入。为了防止导丝误入小血管并穿孔，要经常在画面上确认前端位置，同时推进系统。到达主动脉弓后，将导引导管固定在下行主动脉附近，通过内导管和引导线选择目标血管。由于内导管和导引导管的位置关系会改变内导管的自由度和操作性，所以如果不能顺利进行的话，可以一边慢慢改变导管的位置一边进行。另外，在左前30°进行主动脉造影，血管的分支部分更容易分辨。

## 主动脉分支

　　如果能在主动脉的主要分支血管中送入导管，从这里开始使用正位像和侧位像在路图下进行操作比较安全。正位像以主动脉弓为中心主要用于观察导引导管，侧位像以颈部为中心主要用于观察导丝和内导管（图 5-3）。如果有助手的话，可以分担看正位像和侧位像的角色。用导丝先行将内导管插入目标血管中。颈内动脉（Internal Carotid Artery，ICA）的血管在进入颅内之前，从颈椎横突孔出来之前血管非常粗，因此即使进行内导管也没有什么问题。如果是颈外动脉（External Carotid Artery，ECA），最好在枕动脉（Occipital Artery，OA）中插入导丝。注意导丝进入类似咽动脉（Ascending Pharyngeal Artery，APhA）那样的细血管。

### 图 5-3　导引导管的引导
a：正位像。虽然无法确认导丝前端，但可以观察主动脉弓中导引导管的运动
b：侧位像。观察导丝和内导管

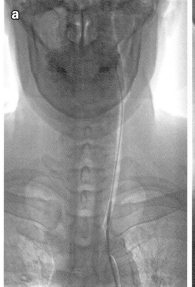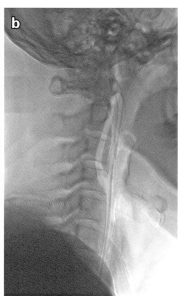

## 引导至目标血管

如果能充分插入内导管，再推进导引导管。为了不使整套系统发生弯曲，使其成一条直线，如果有助手，则分别握住导管、内导管和导丝，一边进行交换一边送入（四手操作法）。如果一个人进行的话，用右手稍微拉紧导丝和内导管并握住，用左手握住导引导管的鞘附近，一点点插入导引导管（双手操作法，图5-4）。即使有助手，一个人操作也比较容易操控导管，因此笔者经常是一个人进行导管操作。此时，需要导丝和内导管先进入，以及防止脱落，一边通过侧位像仔细确认一边进入导引导管，如果位置发生变化，则中断插入导引导管，调整位置后再次插入。

### 图 5-4 双手操作法
左手握住导引导管，右手握住导丝和内导管

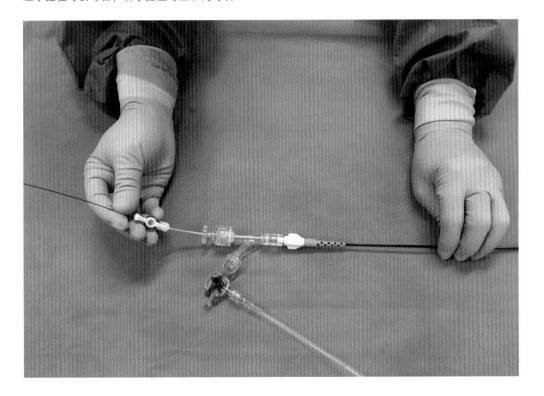

即使想用手推进导管，导管也常常不能进入目标血管。手上的操作和屏幕上导管的运动是否"一一对应"在血管内治疗中非常重要。如果继续推进导管，导管会在血管弯曲处掉下，从而损伤血管或导致导管脱落（图5-5）。在这种情况下，不能一直用力推进导管，而是一边旋转一边前进，一边在难以产生阻力的方向上扭动导管，在瞬间拉回内导管时，通过按下导引导管可以顺利地进行。如果还是不可行，试着换成更有支撑力的硬导丝。

详细的困难病例的处理方法将在下一章中说明，如开头所述，如果不留置导引导管，血管内治疗就无法开始，所以无论如何都必须留置。只要灵活运用各种方法，大部分的情况都能处理。

### 图 5-5　导引导管的绕曲

即使从（a）那样的状态继续推进导引导管，导管也会脱落。需要暂时停止按压去除绕曲（b），将导引线和内导管进一步向末梢推进，将导引线更换为硬导丝等措施

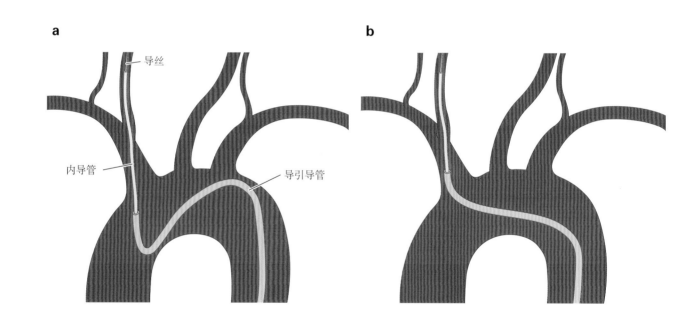

## 引导时的注意事项

只有在目标血管中插入某种程度的导引导管，就能越过主动脉弓前进。导引导管要尽量接近病变，这样后期操作才会稳定，但过度推进会导致过度挤压或血管痉挛（年轻人和女性居多），所以不要太勉强。另外，如果留置弯曲过大的部分，就会产生拧折，使设备难以通过，血流可能会停止。在这些情况下，要立即试着稍微拉一下导引导管。

无论是过度挤压还是拧折，大多都没有血液逆流，如果检查出来后发现是逆血，就可以认为是过度挤压。如果没有逆血，就要怀疑拧折，进行造影。如果没有拧折，考虑到导引导管内的血栓形成，则需要更换新的导管。将肝素盐水的持续灌注线连接在留置的导管上。

## 术前准备

- 术前确认好穿刺方法。
- 穿刺要一次成功。
- 平时要注意穿刺血管前壁。
- 掌握股动脉穿刺法的导管操作。
- 研究术前使用的设备，建立好策略。
- 一一对应。
- 注意导管的长度。
- 使用正位像和侧位像分别观察不同的部分。

参考文献

[1] Layton KF. Bovine Aortic Arch Variant in Humans: Clarification of a Common Misnomer. American Journal of Neuroradiology 2006; 27(7): 1541-1542.

[2] 小宫山雅樹. Aberrant subclavian artery. 詳細版 脳脊髄血管の機能解剖, メディカ出版, 2007, p73-79.

[3] 北川直毅. 大動脈弓～頚部. パーフェクトマスター 脳血管内治療 必須知識のアップデート, メジカルビュー社, 2010, p10-17.

[4] Criado FJ. Mastering Carotid Intervention. Endovascular TODAY, Update on Carotid Artery Stenting, 65, September 2003.

# 第六章 导引导管引导困难的应对实例

阪本大辅 兵库医科大学脑神经外科学讲座

## 导引导管的要点

　　如果没有导引导管，就不能进行脑血管内治疗。但是，随着老年人的增加，在日常诊疗中也经常会遇到一些难以解决的病例。经股动脉穿刺导引导管引导困难病例的应对方法，接下来，作为应用篇，对经桡动脉和颈动脉方法（图6-1）进行说明。

图 6-1 脑血管内治疗的方法
a：股动脉穿刺法
b：桡动脉穿刺法
c：颈动脉穿刺法

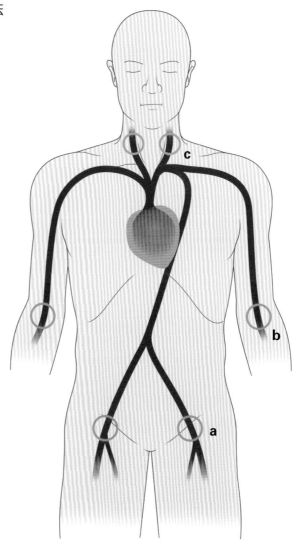

# 导引导管引导困难的原因

导引导管引导困难有：①解剖学因素，②进入血管病变两种原因（表6-1）。

# 股动脉穿刺法

在脑血管领域的血管内治疗中，经常使用经股动脉穿刺法。这是因为在各种治疗中导引导管都是大口径的。例如，在以颈动脉支架留置术（Carotid Artery Stenting，CAS）为代表的经皮血管形成术中，显示了栓塞保护器（Embolic Protection Device，EPD）的有效性，可移动斑块和不稳定斑块，对于高度狭窄的病例，联合近端保护Proximal Protection 是有效的，在这种情况下，导引导管的口径不得不选择较大口径。同样，近年来病例数不断增加的急性期脑血管再通治疗中，球囊是第一选择。另一方面，在脑动脉瘤弹簧圈栓塞术中也有使用支架辅助等辅助技术的情况下，为了强化支撑力而使用中间导管的情况下，导管的口径也会变大。针对经股动脉穿刺困难的方法有导丝、导管的变更，支撑导管引导后的交换法，旋转法，压颈法。另外，在针对主动脉弓病变的血管成形术等情况下，由于钙化大多不稳定，因此通过同时使用双导丝、推拉法、鹅颈法的握持等方法，可以安全地进行后续的手术。

## 表6-1 导引导管引导困难的原因

| ①解剖学因素 | ②进入血管病变 |
| --- | --- |
| · Ⅲ型主动脉弓<br>· 牛弓<br>· 近位动脉的弯曲和迂曲 | · 胸腹主动脉瘤<br>· 人工血管置换术后<br>· 主动脉弓斑块<br>· 双侧髂动脉 / 股动脉闭塞性动脉硬化症 |

## 经股动脉穿刺术的实际操作方法

### 西蒙型导管的使用方法

在经股动脉穿刺造影中，导致造影管到位困难的 III 型主动脉弓和牛弓［特别是左侧总颈动脉（Common Carotid Artery，CCA）的留置］，常用造影导管或支撑导管，甚至导丝都无法置入目标血管。在这种情况下，采用西蒙型内导管等，将导管前端引导到 CCA 的尽可能高的位置，并升高导丝（图 6-2）。

作为西蒙型的尖端使用方法，有将导管引导至左锁骨下动脉，推向主动脉弓的方法（图 6-2）和使用 Turn Over Technique 在上行主动脉内形成的方法（图 6-3）。

导丝或内导管可留置于目标血管中，但当导引导管不能跟随时，应选择西蒙型等导引导管。另外，在日本，Axcelguide（医疗工具，4Fr、5Fr、6Fr 盖帽套件）和 ENVOY®（Codman，6Fr，7Fr 盖帽导管）等可以作为西蒙型的盖帽导管。

### Exchange 法

在将诊断用导管留置到颈外动脉（External Carotid Artery，ECA）后，将 J 型或 Stiff 型的 300cm 的导丝前端放入 ECA［最好是枕动脉（Occipital Artery，OA）］中，替换为引导系统的方法。MOMA 导管（Medtronic）系统的留置必须使用这种方法。

图 6-2　使用西蒙型导管的经股动脉方法

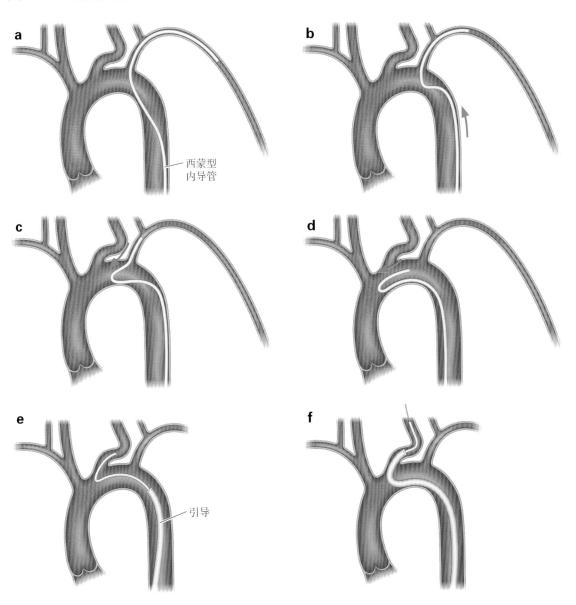

图 6-3　在上行主动脉内形成

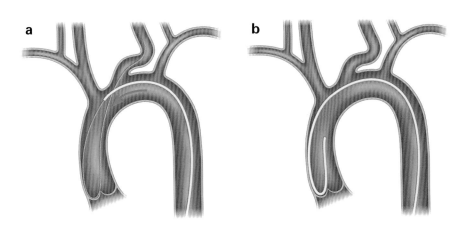

## 翻转技术

翻转技术（Turn Over Technique）的由来是 1993 年 Touho 等报告的经肱动脉进行脑血管造影检查法的一种，是将导丝或导管放在主动脉瓣上，使其反转引导至颅内血管的方法（图 6-4a~c）。另外，同样也可应用于经股动脉穿刺术（图 6-4d）。

图 6-4 翻转技术

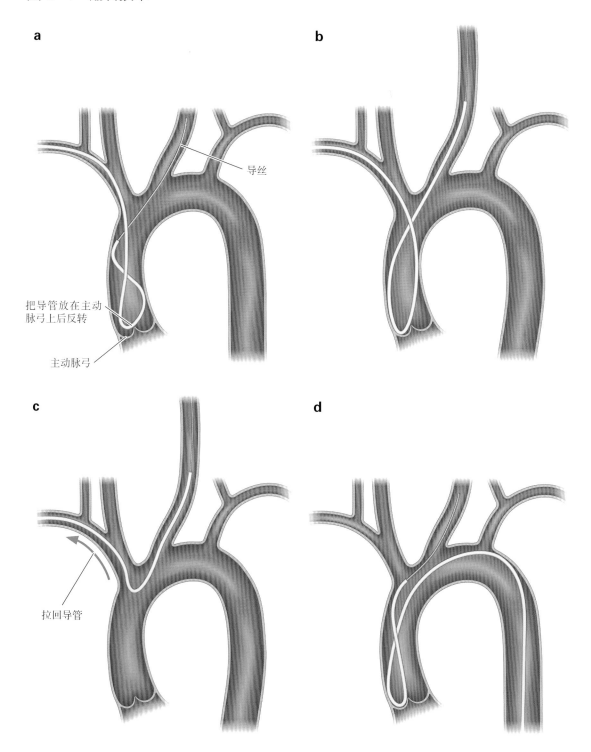

a

导丝

把导管放在主动
脉弓上后反转

主动脉弓

b

c

拉回导管

d

## 双导丝技术

　　这是在对桡动脉、锁骨下动脉、CCA 等主动脉弓病变和椎动脉起始部病变进行血管形成术时，稳定导丝的技术。双导丝（Buddy Wire）将 0.035in 的导丝留置在肱动脉远端、在肱动脉穿刺后拔出 4Fr 透视等方法（Pull Through 法，图 6-5）、在肱动脉 Inflate 并使用 Carotid GUARDWIRE™ PS（Medtronic）作为锚点的方法（图 6-6）等。但是使用止血带由于上肢的缺血耐受性的问题不适合长时间的手术。

### 图 6-5　Pull Through 法（左锁骨下动脉狭窄病例）

对于伴主动脉弓、VA 起始部病变的血管成形术，通过留置在锁骨下动脉或正下方的导丝，将导丝从留置在肱动脉的鞘上拔出的方法。其优点是定位稳定，不用将导丝前端放入视野内

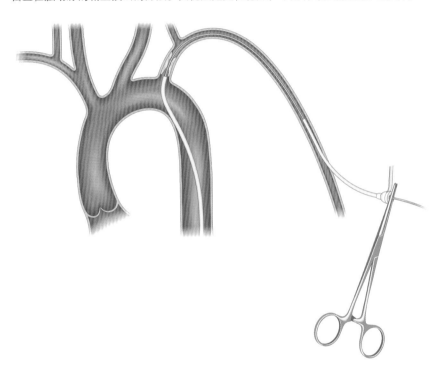

### 图 6-6　使用 Carotid GUARDWIRE™ PS 的双导丝技术

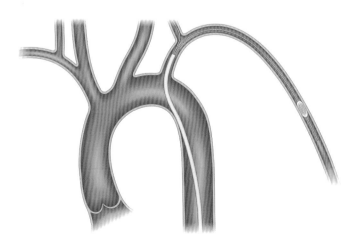

## 颈动脉压迫技术

　　除了将导线和内导管放在 ECA 或 ICA 中，当导引导管不跟进时，将导丝和内导管变更为具有黏性的导丝以外，还可以用手压迫颈动脉，握住导丝或内导管，使导引导管跟随的方法（图 6-7a）。也可以联用翻转技术（图 6-7b）和经肱动脉［桡动脉（Radial Artery，RA）］的方法。即使从成本方面考虑，也是在考虑其他设备之前可以尝试的技术。另外，由于挤压的手会进入 X 线照射区域，所以不要忘记戴上含有防辐射铅的手套。

### 图 6-7　压迫技术
a：颈动脉压迫技术
b：与翻转技术并用

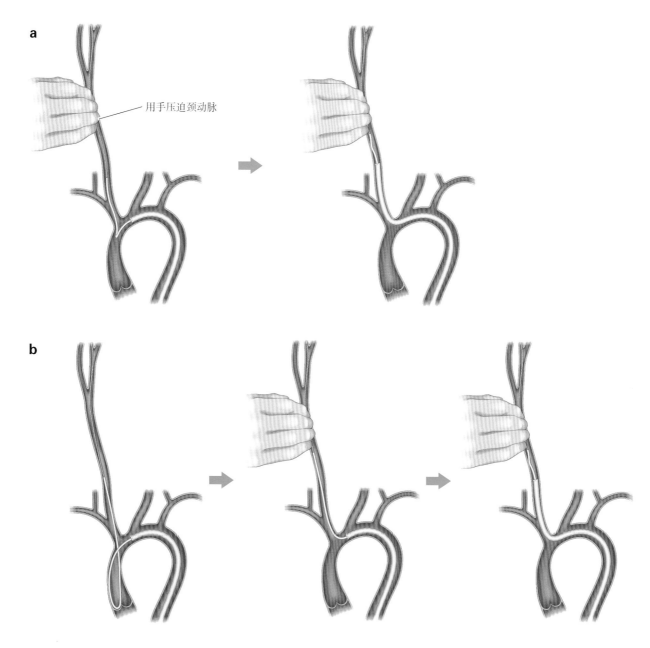

## 球囊导管

在 CCA 开始部插入带有球囊的导管前端部后，通过将球囊充盈作为锚定而弯曲，使血管不闭塞（80%~90%），通过在球囊中接受血液流动，可以将导引导管向远端引导（图 6-8）。

### 图 6-8　使用带球囊的导引导管的引导法（同时使用翻转技术）

a：使用 Turn Over Technique 将带有球囊的导引导管前端引导到 CCA 开始部后，充盈球囊
b：将带球囊的导引导管拉回后，使球囊充盈到血管直径的 80% 左右
c：将带球囊的导管引导至远处

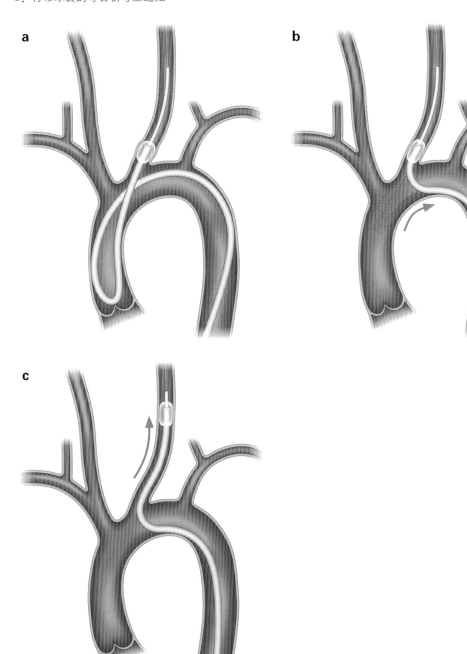

## Goose Neck™ Snare 合用法

在接近右锁骨下动脉、右 VA、头臂干、右 CCA 的情况下，可从右肱动脉插入 Goose Neck™ Snare，通过握持引导器使其稳定或诱导至病变部位。同样，在接近左锁骨下动脉、左 VA、左 CCA 的情况下，从左上臂动脉插入 Goose Neck™ Snare 握住鞘（图 6-9）。

### 图 6-9　Goose Neck™ Snare 合用法

a：将导丝推进到锁骨下动脉。在肱动脉中插入 4Fr 鞘，从中插入 Goose Neck™ Snare。通过 Snare 的循环捕获导丝

b：用 Goose Neck™ Snare 握住导引导管（导向鞘）。稳定导引导管

c：将导丝和内导管推进到远端

d：将导引导管引导至远端

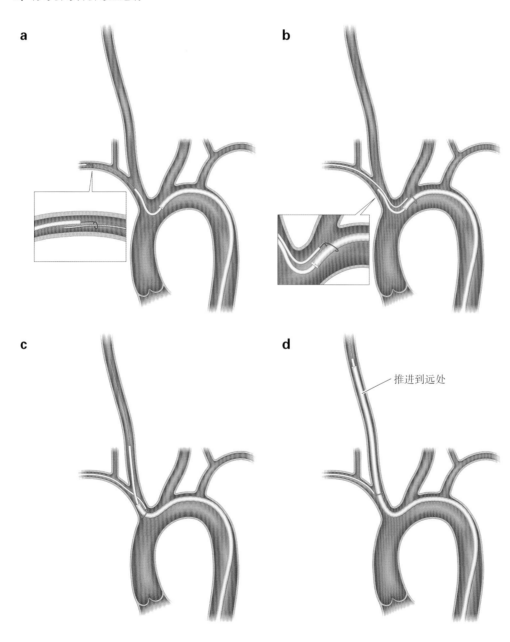

推进到远处

## ● 桡骨 / 肱动脉方法

　　经股动脉进入困难的病例、胸腹主动脉瘤、主动脉弓部人工血管置换术后、主动脉弓斑块、双侧髂动脉 / 股动脉闭塞性动脉硬化症等合并病例具有较好的适应证。另一方面，如果目标病变为 VA 起始部或锁骨下动脉，则首选经肱动脉方法。

　　在进行 RA 穿刺时，可以插入 4~6Fr 的鞘，而肱动脉入路可以插入更宽口径的鞘，但是为了避免故障，应尽量使用引导透视下进行，努力减小尺寸。本文详细描述了更高效的肱动脉方法（图 6-10）。

### 肱动脉方法的注意事项

　　采用肱动脉方法时，由于血管损伤而导致的上臂缺血和神经障碍是问题之一，应根据病例选择细径的导管 / 导引导管。

### 图 6-10　肱动脉方法
a，b：使内导管向远端延伸
c：将引导管引导至远端

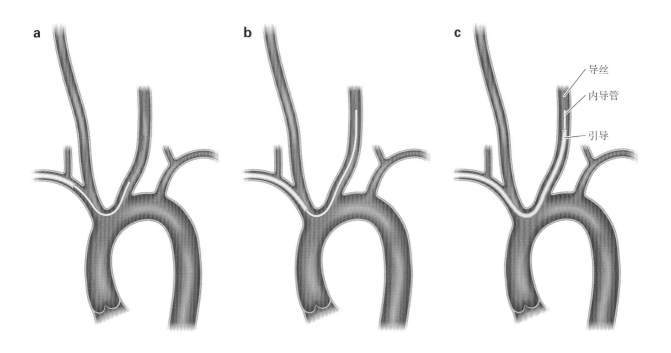

导丝
内导管
引导

关于应对颈动脉病变的方法中，一般是将西蒙型的内导管留置在目标血管基部（左锁骨下动脉，左或右 CCA）后，将引导线向远处推进，使内导管和引导管跟随（图 6-11d）。在使用翻转技术的情况下很难进行治疗，应通过改变引导线或使用颈动脉压迫技术进行诱导（图 6-11）。在经肱动脉手术中，通常难以选择大尺寸球囊导管。最大可插入 8Fr，但容易发生穿刺部故障。因此，与颈动脉穿刺法一样，也有在切开皮肤的基础上，对血管进行缝合。还应当注意，使用设备的尺寸是有限制的。

### 图 6-11  通过肱动脉方法成功地引导的方法

a：尽量将内导管留置在远端
b：使用颈动脉压迫技术拉回内导管
c：将导引导管引导至远端
d，e：使用西蒙型导引导管

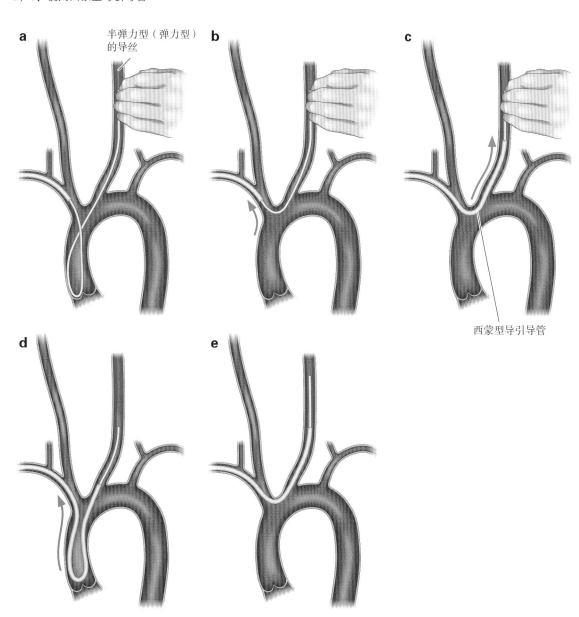

## ● 颈动脉方法

目标病例为经股动脉方法或经肱动脉方法中的引导诱导不成功、上行主动脉 – 主动脉弓合并病变、头臂干（Brachiocephalic Artery）或 CCA 开始部病变等。

颈动脉接近目标病变是线性的，容易到达病变，但同时也有因出血而引起并发症的可能性，目前是最后手段。在这一点上，可以认为存在各种各样的改进和细微的变化。

### 直接穿刺时要注意的要点

· 穿刺部位

根据对象病变部位需要调整穿刺部位。在颈动脉三角或小锁骨上窝处进行（图 6-12）。

· 鞘固定

为了防止拔出，用线将鞘或导管固定在皮肤上。

### 图 6-12 穿刺的部位

颈动脉三角（①）不适合颈内动脉（Internal Carotid Artery，ICA）起始部病变。小锁骨上窝（②）适用于 ICA 起始部病变的情况，但有气胸的风险

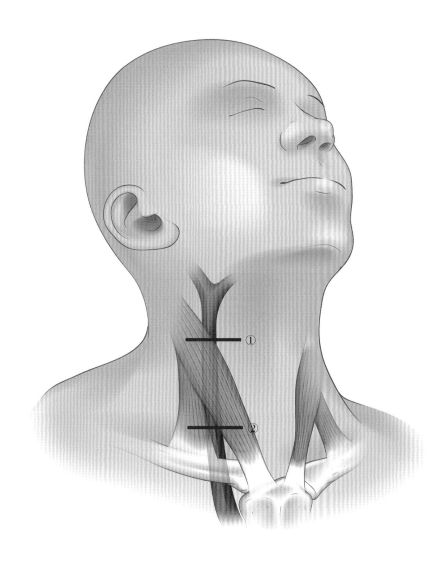

· 止血

拔掉鞘时止血的要点是将鞘插入部位直接进行动脉缝合（图 6-13）。

· 除此之外

使用带球囊的导管时，9Fr，25cm 是最佳的选择。

### 图 6-13  止血

a：在超声引导下经皮穿刺的方法。拔出穿刺鞘时切开皮肤，露出颈动脉前壁，直视下缝合止血。缝线是 GORE-TEX® 滑动装置（CV-5，CV-6），6-0 PROLENE®。进行缝合

b：采用小切口（3cm 左右），露出颈动脉前壁后直接穿刺的方法。穿刺之前，预先穿过缝线，拔出鞘时进行结扎

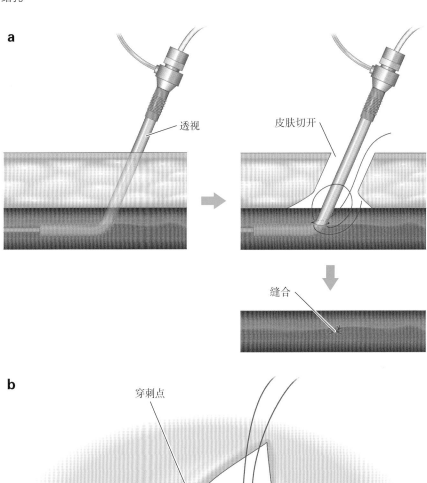

## 术前准备

- 导管选择是否正确？手术需要导管的内径在术前预先研究好。
- 穿刺困难时不要执着于一种方法。
- 预计穿刺困难时，与上级医生一起进行。

参考文献

[1] Miyachi S, et al. Historical perspective of carotid artery stenting in Japan: Analysis of 8,092 cases in The Japanese CAS survey. Acta Neurochir 2012; 154: 2127-2137.

[2] Touho H, et al. Transbrachial Approach with Turn Over Technique for Selective Cerebral Angiography -technical note-. Neurol Med Chir (Tokyo) 1993 Oct; 33 (10): 716-718.

[3] Yoshimura S, et al. Carotid-Compression Technique for the Insertion of Guiding Catheters. AJNR Am J Neuroradiol 2006; 27: 1710-1711.

# II

## 标准篇

# 第七章 脑动脉瘤的治疗

白川学　兵库医科大学脑神经外科学讲座

## 脑动脉瘤与治疗适应证

### 脑动脉瘤破裂

国际蛛网膜下腔动脉瘤试验（International Subarachnoid Aneurysm Trial，ISAT）对脑破裂动脉瘤的夹闭术和弹簧圈栓塞术进行了比较，证明了弹簧圈栓塞术的优越性，近年来日本脑血管内治疗破裂脑动脉瘤的比例也在增加。但需要注意的是，ISAT 的对象是能够进行夹闭术和弹簧圈栓塞术的动脉瘤。也就是说，对于必须使用支架的宽颈瘤和极小的瘤等不适合弹簧圈栓塞术的动脉瘤，首先应该考虑夹闭术。

### 未破裂脑动脉瘤

在治疗未破裂脑动脉瘤时，考虑其年破裂率是很重要的。在日本未破裂脑动脉瘤调查（UCAS Japan）中，脑动脉瘤的部位和大小与破裂率有关，但应结合年龄和家族史等因素，以及手术风险来判断是否适合治疗。

另外，PHASE 评分根据危险因素评估出 5 年内动脉瘤破裂率，因此对判断治疗适应证很有用。另外，一项关于小型未破裂颅内动脉瘤的观察研究（Small Unruptured Intracranialaneurysm Verification Study，SUAVe）显示，最大直径小于 5mm 的颅内动脉瘤每年的破裂率为 0.54%。另一方面，《脑动脉瘤指南 2014》中推荐对直径在 7mm 以上的未破裂脑动脉瘤进行治疗。

### 脑血管内治疗的适应证

首先应该考虑的是"脑动脉瘤的形状是否适合弹簧圈栓塞术"。脑动脉瘤颈的宽度和深度很重要，颈越宽，深度越浅，弹簧圈栓塞术就越困难。另外，动脉瘤体部有分支的动脉瘤，为了保留分支而造成部分栓塞，因此不是其适应证。另一方面，应该考虑到宽颈瘤需要支架辅助治疗，需要长期的抗血小板治疗。

## 设置

术前最好研究一下使用的设备。首先考虑弹簧圈栓塞术使用的微导管的种类和粗细，其次考虑辅助技术所用微导管的种类和粗细（表7-1）。选择这两根导管可以同时使用的直径（或导管套）。在脑动脉瘤弹簧圈栓塞术中，通常是通过导引导管或引导装置反复进行术中造影，为了弹簧圈解脱等故障时能够追加插入弹簧圈回收用的导管，选择稍微粗一点的尺寸比较安全。笔者在手术过程中使用了将穿刺鞘直径最小化，并可确保足够内腔的保证导管通过。另外，在那些路径迂曲的病例中，导管的引导变得困难，因此选择导引导管时最好考虑使用中间导管。

### 表7-1 微导管尺寸一览表（黄色是支架用微导管）

| 产品名称 | 公司名称 | 外径（in） | 内腔（in） | 对应导向线（in） |
| --- | --- | --- | --- | --- |
| Excelsior SL-10® | Stryker | 0.031 | 0.0165 | 0.014* |
| Excelsior 1018™ | Stryker | 0.034 | 0.019 | 0.016 |
| Excelsior XT-17™ | Stryker | 0.031 | 0.017 | 0.014 |
| Excelsior XT-27® | Stryker | 0.038 | 0.027 | 0.018 |
| Headway® DUO | Terumo | 0.028 | 0.0165 | 0.014 |
| Headway® 17 | Terumo | 0.032 | 0.017 | 0.014 |
| Headway® 21 | Terumo | 0.033 | 0.021 | 0.018 |
| Prowler 14 | J&J（Codman） | 0.030 | 0.0165 | 0.014 |
| Prowler Select LP ES | J&J（Codman） | 0.030 | 0.0165 | 0.014 |
| Prowler Select Plus | J&J（Codman） | 0.037 | 0.021 | 0.018 |
| Echelon 10 | Medtronic | 0.028 | 0.017 | 0.014 |
| Echelon 14 | Medtronic | 0.032 | 0.017 | 0.014 |
| NEURODEO® | Medicos Hirata | 0.031 | 0.0165 | 0.014 |
| RESTAR | Medicos Hirata | 0.031 | 0.017 | 0.014 |
| PX SLIM™ 400 | Medicos Hirata | 0.038 | 0.025 | 0.018 |

★：SL-10® 但是 Atlas 可以设置

## 关于弹簧圈

与 0.010in 的微导管相对应的弹簧圈称为 10 系弹簧圈，与 0.018in 的微导管相对应的弹簧圈称为 18 系弹簧圈。因此，10 系弹簧圈不是 0.010in，而是 0.0095~0.012in。根据动脉瘤的尺寸、形状、大小和长度中选择。此时，多选择与动脉瘤直径相同或略小的弹簧圈，在动脉瘤短径和长径差异较大的病例中，多选择短径和长径平均（值）大小的弹簧圈。弹簧圈的形状有螺旋，被称为 2D 的平面结构和立体结构的 3D 弹簧圈。特别是 3D 弹簧圈的形状各公司各不相同，有时分为球状（向内弹簧圈）和环路向外扩展的形状（向外弹簧圈），一般认为向外弹簧圈适合不规则瘤（外形不规则）。

## 关于辅助技术

辅助技术多应用在宽颈瘤。有球囊辅助技术、支架辅助技术和双（微）导管辅助技术（表 7-2）。

### ▶ 球囊辅助技术

该方法具有在主血管中不留异物的情况下进行治疗的优点，但也存在球囊扩张过程中脑血流被阻断的缺点。另外，即使可以将弹簧圈置入动脉瘤内，在对球囊进行放气后，弹簧圈也有可能突入主血管。

颈部重塑球囊导管有单腔型和双腔型。另外，根据气囊硬度的不同，还存在常规型和更柔软的超合规（常规）型。通常采用常规型，但为了保存从脑动脉瘤体部分支的（发出的分支）血管，有将超合规型球囊过度扩张，使其突出到动脉瘤内进行弹簧圈栓塞术（束接技术，图 7-1）。但是，这种方法可能会造成脑动脉瘤颈和主血管的损伤，因此，应该在充分熟悉球囊导管的操作后再进行。另外，在使用球囊导管前，一定要确认球囊在透视下是否可见。如果看不清楚，就需要提高造影剂浓度，重新进行预充填造影剂。因为如果在看不见的情况下扩张球囊，可能会因过度扩张而造成血管损伤。

表 7-2 辅助技术一览表

| | 球囊辅助技术 | 支架辅助技术 | 双（微）导管技术 |
|---|---|---|---|
| | 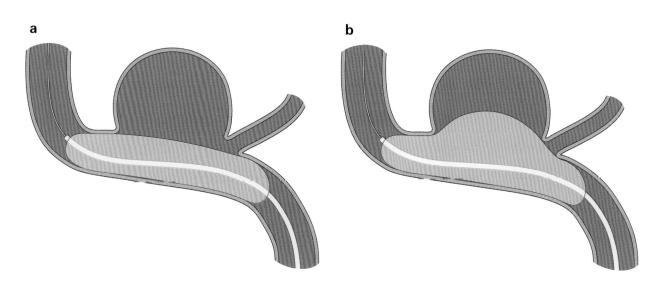 | | |
| 难易度 | 容易 | 比较容易 | 很难 |
| 优点 | ·不需要继续服用抗血小板药<br>·能迅速应对术中出血<br>·通过卸掉球囊可以改变微导管的位置 | ·在不阻塞主血管的情况下，可进行可靠的重塑（瘤）颈 | ·不需要继续服用抗血小板药<br>·形状复杂的动脉瘤也可以进行一定的弹簧圈栓塞 |
| 缺点 | ·需要暂时切断主血管<br>·微型导管被固定，很容易形成分隔<br>·难以应对宽颈动脉瘤<br>·球囊中可能发生血管损伤 | ·需要继续服用抗血小板药<br>·微型导管被固定，很容易形成分隔<br>·破裂时难以应对<br>·微导管的更换很难进行 | ·操作进行需要经验<br>·可能会干扰留置的弹簧圈而无法回收<br>·有时无法得到足够的栓塞 |
| 实施时的要点 | ·如果导管有弯曲，扩张时球囊会被冲走，所以要保留弯曲<br>·把球囊内的造影剂加厚，可以提高可视性 | ·用与拉动微导管同等的力量推动支架的传导线。<br>·使用半释放技术可以驱动导管 | 由于手术进展，难以识别两个导管，所以最好使用不同的微导管（例如 sl-10® 和 headway® 等） |

## 图 7-1 球囊扩张时的差异

常规球囊膨胀为棒状（a），而超级合规球囊膨胀为符合血管形状（b）

①单腔型（图 7-2）

微导丝和球囊用单腔，通过用导丝堵住球囊的远端，就可以实现膨胀。与双腔型相比，其优点是直径细且柔软，球囊导管前端装有锥形，与引导丝之间的落差小。虽然有通过从球囊导管前端拔出引导丝可以迅速卸掉球囊的优点，但是由于引导丝的种类有限，而且其位置有限，所以在迂曲血管中难以引导，也有球囊容易在充盈中移动的缺点。TransForm™（Stryker）和 SHOURYU（Kaneka Medix）就是其中具有代表性的。

②双腔型（图 7-3）

与微导丝的腔不同，还有球囊用的腔，其结构与血管扩张术用球囊相同。其优点是，微导丝容易取出，可通过与普通导管相同的操作进行引导。因此，在迂曲严重的病例中，还可以用长导丝进行更换，适用于引导困难的病例。另一方面，由于在微导丝和球囊导管的前端产生阶梯差，在支架内和高度弯曲部有时难以通过。另外（通过充盈的移动较少）留置容易引起血管自身的移动，这一点也需要注意。Scepter®（泰尔茂），政宗（富士系统）等都属于此。

### 图 7-2　单腔型球囊导管

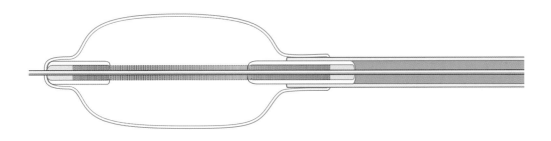

### 图 7-3　双腔型球囊导管

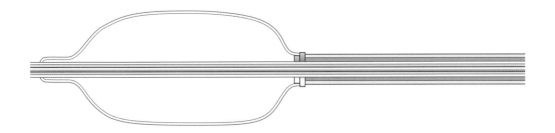

◗ 支架辅助技术

在瘤颈上放置支架的优点是确实能够保存载瘤血管，但是由于将异物永久地放置在主血管中，为了预防血栓，手术后也需要继续使用抗血小板药。因此，在出血性疾病的病例或其他部位的外科手术的情况下，或是难以定期服用抗血小板药的病例中，不宜实施。有在支架跨过动脉瘤瘤颈之前微导管被放置到位的 Jailing（平行）技术、半推压技术以及网孔技术（图 7-4）。笔者通常首先采用平行释放或半释放技术进行栓塞，在导管反冲或动脉瘤残留的情况下多采用转体技术。

目前用于脑动脉瘤弹簧圈栓塞术的支架主要有开环支架和闭环支架两种。

### 图 7-4 在支架辅助技术中的 Jailing 技术和转体技术

任何方法都是将微型导管引导到动脉瘤的远端（a）。平行释放技术和半释放技术在展开支架之前将用于弹簧圈栓塞的微导管置入动脉瘤内（b，d）。完全展开支架进行弹簧圈栓塞术是平行释放技术（c），部分展开支架进行半释放技术（e）。而穿网眼技术是先展开支架后（f），从支架内向动脉瘤插入微导管（g）

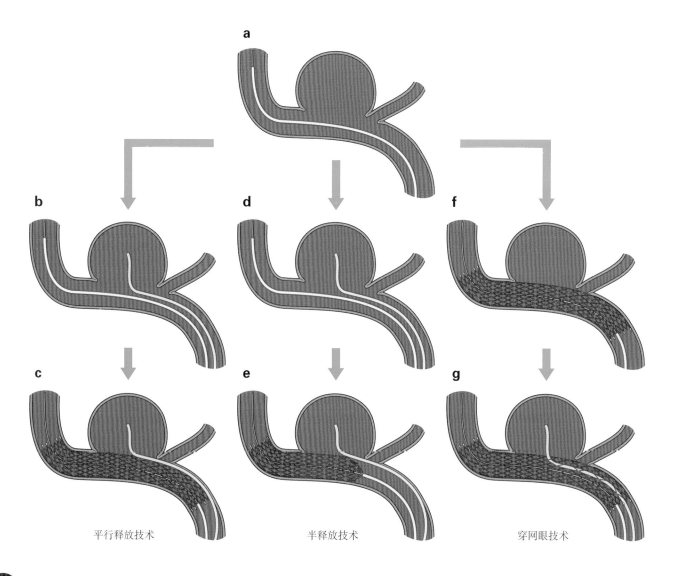

①开环支架

开环支架的特点是按段展开的，所以弹力比闭环支架强，其特征是对血管壁的附着性好（图 7-5）。需要注意的是，支架网眼比较大，插入小弹簧圈时可能突入主血管。另一方面，穿网眼技术容易实施。在我国 Neuroform® Atlas 是这种类型。

②闭环支架

闭环支架是将一个筒形结构激光切割成网格状的结构或纤维编织而成的结构，在全部展开前可进行回收，具有支架网眼小的优点（图 7-6）。另一方面，径向支撑力较弱，如果不充分展开，支架的远端不能固定，支架容易向近端偏移。另外，在（血管）高度迂曲部分支架不能充分扩张，具有贴合不良和折断等缺点。另外，由于置入时支架会缩短，所以调整支架位置需要经验。在我国 Enterprise® 2 和 Lvis® 属于这种类型。

图 7-5　开环支架展开

由于开环支架是按段展开的，因此对血管的附着性好，可以早期锁定。不过，由于网眼比较大，在使用小弹簧圈时，弹簧圈有可能偏离动脉瘤腔

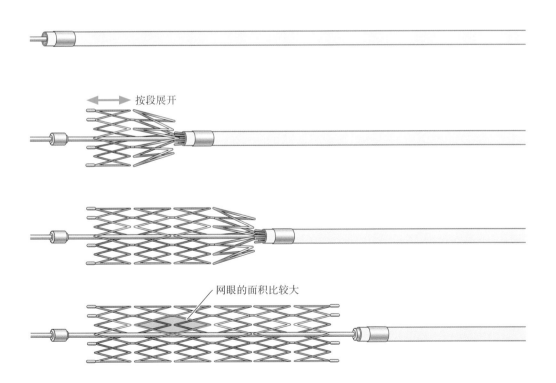

按段展开

网眼的面积比较大

### 图 7-6　闭环支架展开

由于闭环支架是逐渐展开的，所以在展开到一定程度之前无法锁定而不稳定。由于网眼比较小，弹簧圈突入网眼的可能性比开环支架低

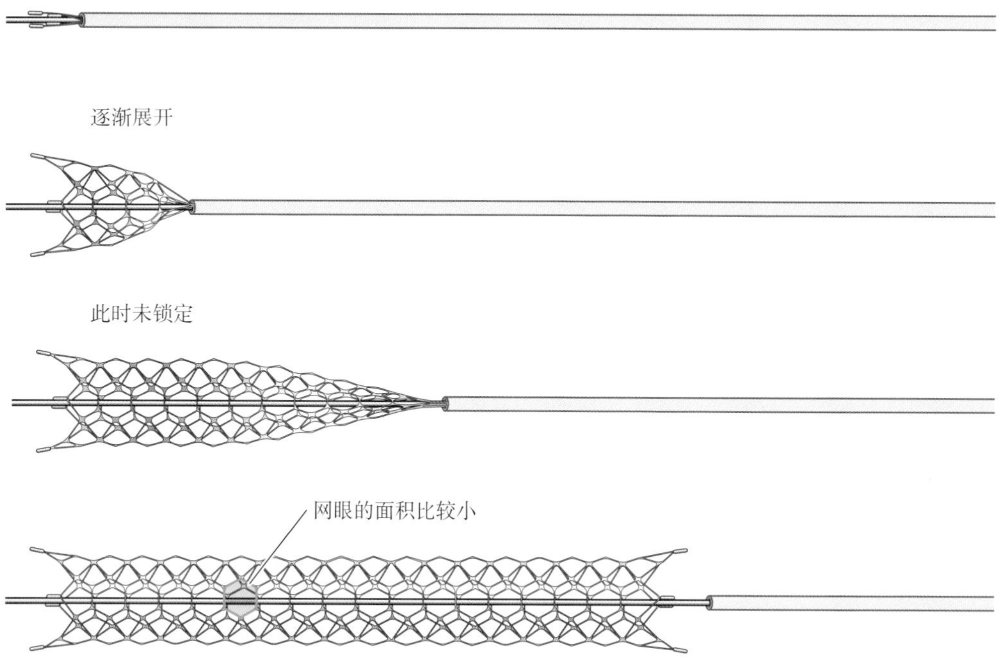

逐渐展开

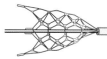

此时未锁定

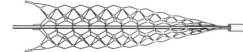

网眼的面积比较小

　　置入支架时，可通过拉微导管展开支架。但是特别在迂曲部，支架展开过程中有时微导管滑落。为了防止滑落，很多情况下可以通过慢慢地拉微导管，稍微按压支架的传导线来避免，但调整需要经验。因此，经验尚浅时，最好使用较长的支架。

## 血流导向装置置入术

　　这是一种通过网眼非常细小的支架覆盖动脉瘤颈，减少瘤内血流而进行治疗的方法。由于能改变血流，所以被称为血流导向装置（Flowdiverter），在日本 Pipeline™ 已被认可。目前的适应证是 ICA 的后交通动脉（Posterior Communicating Artery，Pcom）分支部的大型瘤（10mm 以上）。ICA-Pcom 分支部的动脉瘤不包括在内。由于没有在瘤内置入弹簧圈，所以对于有压迫症状的动脉瘤是很好的治疗方法。不过，目前对术者要求较高。

### 术前准备

- 首先使用 1 个系统（从导引导管到弹簧圈、支架）。
- 选择适合自己技能的治疗方法。

# 第八章 脑动脉瘤 颈内动脉瘤

内田和孝 兵库医科大学脑神经外科学讲座

## 前言

颈内动脉（Internal Carotid Artery，ICA）、海绵窦（Cavernous Portion，C4）、床突部（Paraclinoid Portion，C2，C3）、后交通动脉（Posterior Communicating Artery，Pcom）分支部、脉络丛前动脉（Anterior Choroidal Artery，AChA）分支部、ICA 顶端部（ACA、MCA 分支部）5 处，概述各自的特征和技术上的要点等（图 8-1）。

## 不同部位的治疗策略

### 海绵窦

海绵窦的动脉瘤一般预后良好，但大型、巨大动脉瘤等可引起复视、眼睑下垂、三叉神经痛等，或因破裂引起颈内动脉海绵窦瘘（Carotid-Cavernous Fistula，CCF）。由于担心瘤内弹簧圈栓塞会使压迫症状加重，所以一直采用与旁路术结合的主血管闭塞术等。但是，最近血流导向装置（Pipeline™）已成为可适应的治疗方法，并逐渐成为治疗的主流。

### 床突部

与其他部位相比，床突部动脉瘤的破裂率较低。如果动脉瘤是向下的，则在垂体上动脉（Superior Hypophyseal Artery，SHA），向上时多有涉及眼动脉（Ophthalmic Artery，OphA）。SHA 多不能通过血管造影确认，即使发生梗阻也很少出现症状。但是，OphA 闭塞的情况下，可能会造成视力和视野障碍，因此对于动脉瘤本身有 OphA 分支的病例，术前在 OphA 分支部进行球囊闭塞试验（图 8-2）。在扩张球囊的状态下，在确认患者有无视觉障碍的同时，进行颈总动脉造影，将颈外动脉（External Carotid Artery，ECA）确认有无视网膜浓染像（Retinal Blush）。在无法确认视网膜浓染像或出现视力、视野障碍时，判断必须保留 OphA。

床突部的动脉瘤的血管内治疗时的微导管塑造必须有三维结构的意识，向下则是双角度（图 8-3a），向上且与虹吸（部）有距离的病例呈 S 形（图 8-3b），接近远端则是直的（图 8-3c），或者需要猪尾型等的办法，也有难以置留的情况。因此，最好与熟练的术者一起进行。

图 8-1　动脉瘤发生部位

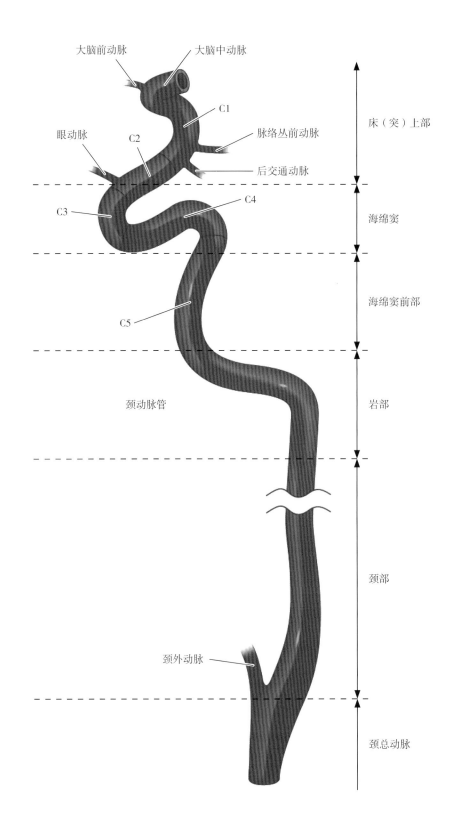

大脑前动脉

大脑中动脉

C1

床（突）上部

眼动脉

C2

脉络丛前动脉

后交通动脉

C3

C4

海绵窦

海绵窦前部

C5

颈动脉管

岩部

颈部

颈外动脉

颈总动脉

## 图 8-2　OphA 分支部的球囊闭塞试验

在局部麻醉下，通过 OphA 分支部扩张 ICA 诱导的球囊导管，确认有无视觉障碍。同时，从导引导管
注入造影剂，确认视网膜浓染像是否存在

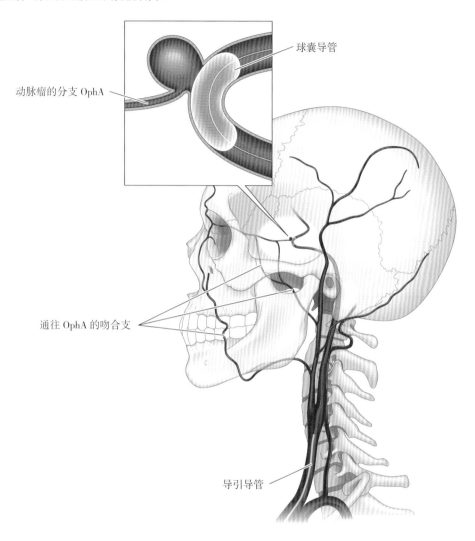

球囊导管

动脉瘤的分支 OphA

通往 OphA 的吻合支

导引导管

## 图 8-3　床突旁动脉瘤

因为经常难以留置导管，所以最好和熟练的手术人员一起进行
a：床突部动脉瘤向下。双角度
b：床突部动脉瘤向上。呈 S 形
c：动脉瘤接近虹吸（部）瘤。直的

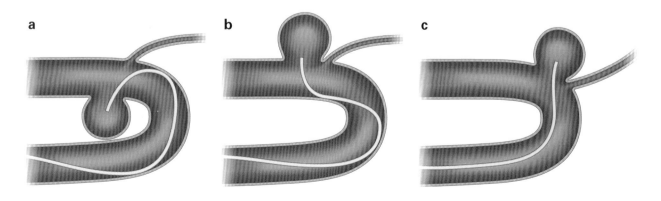

a　b　c

▶ 病例 1（眼动脉分支部动脉瘤，球囊闭塞试验，栓塞术）（图 8-4）

　　50 岁，女性。因头痛进行 MRI 检查时发现右 ICA 瘤。在术前脑血管造影检查中，发现了 5.1mm×4.6mm 的右颈内动脉眼动脉瘤。在 3D-DSA 中，OphA 是从动脉瘤分支发出。

　　在进行球囊闭塞试验时，虽然没有产生视力障碍，但在图像上未能确认急性视网膜缺血。为此，为了切实保存眼动脉分支，对球囊进行了过度扩张栓塞术。

　　术后眼动脉通畅，视力正常。

### 图 8-4　病例 1

a：术前 3D-DSA。眼动脉是动脉
瘤分支（→）
b：动脉瘤颈部球囊闭塞试验
c：球囊扩张中的颈总动脉造影。
无法确认 Retinal Brash
d：弹簧圈栓塞术后
e：弹簧圈栓塞术后 3D-DSA。眼
动脉保留（→）

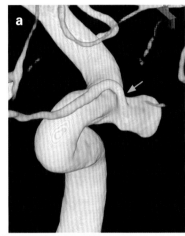
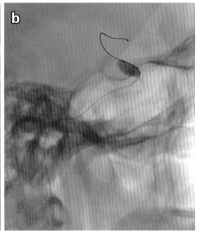
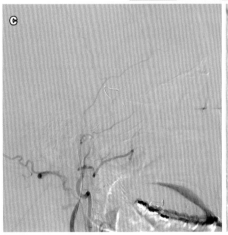
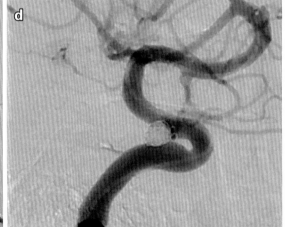
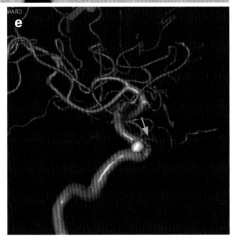

# Pcom 分支部

对于 Pcom 分支部动脉瘤，如果 Pcom 从颈附近分支，可以采用简单技术或球囊辅助技术进行治疗（图 8-5a）。但是，Pcom 从动脉瘤体发出不容易栓塞（图 8-5b）。因此，建议采用开颅瘤颈夹闭术，但必须进行血管内治疗的情况下，需要将球囊过度扩张，支架辅助下调整微导管的位置的同时需要进行栓塞等高级技术。而且注意容易不全，治疗后血栓并发症也多。

术前为了确认动脉瘤和分支血管的位置关系以及 Pcom 的发展状况，应进行 Allcock 试验（图 8-5c）。Allcock 测试是指椎动脉（Vertebral Artery，VA）造影时通过压迫患侧颈动脉，确认如何通过 Pcom 描绘出颈内动脉瘤的检查法，对于选择该部位的治疗极为重要。

## 图 8-5　Pcom 分支部动脉瘤

a：Pcom 可以分离
b：Pcom 从动脉瘤发出
c：Allcock 测试

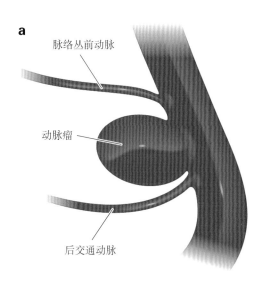

脉络丛前动脉
动脉瘤
后交通动脉

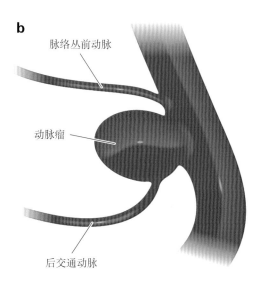

脉络丛前动脉
动脉瘤
后交通动脉

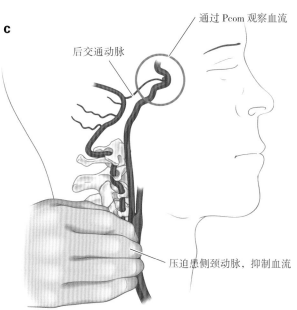

通过 Pcom 观察血流
后交通动脉
压迫患侧颈动脉，抑制血流

## AChA 分支部

AChA（内径 0.7~2.0mm）作为 ICA 的最终分支，比 Pcom 起始于颈内动脉远端（图 8-5）。AChA 闭塞引起的临床症状多为严重，内囊后支及大脑脚皮质脊髓束受损导致的对侧肢体运动麻痹（上肢明显），丘脑外侧的损伤导致的半身感觉减退，外侧膝状体障碍引起的同侧不规则性偏盲被称为 Monakow 综合征。此外还有运动失调，不随意运动，健忘，意识障碍等。因此，必须保留 AChA，对于该血管的闭塞风险，术前需要细致的检查。如果担心治疗引起闭塞，应尽量选择外科治疗或随访，不要轻易进行血管内治疗。之所以这么说，是因为这类血管一般很细，在栓塞过程中，弹簧圈的成环会移动到起始部分，即使栓塞本身顺利完成，术后也容易发生血栓症导致血流障碍等问题。在难以判断 AChA 是否从动脉瘤自身分支的情况下，有时最终从微导管进行瘤内造影。

在进行脑血管内治疗时，在调节工作角度时，确保 AChA 的起始部分能够准确确认尤为重要。另外，该部位的动脉瘤大多比较小，瘤壁较薄，主血管较粗，因此必须十分注意微导管和微导丝的穿孔。为此，在插入微导丝和弹簧圈之前，必须先去除微导管的偏转，并调整微导管的形状等。

## ICA 顶端部

ICA 顶端动脉瘤位于 ICA 的延伸方向上时，容易被认为（被认为容易）栓塞，但由于 ICA 较粗，所以与基底动脉（Basilar Artery，BA）顶端不同，微导管的支点很难支撑（图 8-6），很多情况下导管的稳定性不好。另外，大脑前动脉 A1 段起始部分往往有颈，这种情况下，由于 ICA 和动脉瘤的轴偏移，弹簧圈栓塞术的难度增加。而且，对于穿通支是否从瘤顶端发出等，术前也有必要仔细研究。

▶病例 2（ICA 前端动脉瘤，支架 + 球囊辅助技术）（图 8-7）

60 多岁，女性。因头痛进行 MRI 检查时被诊断为右 ICA 瘤。动脉瘤形状歪斜（不规则），颈宽。以（为）实现紧凑的（致密）栓塞的目标，决定同时使用支架和球囊辅助下进行栓塞。将球囊引导至右 A1，并将支架从 M1 置入 ICA。之后，在扩张 A1 球囊的同时，插入了弹簧圈。通过这些辅助技术，直到瘤颈附近得到了良好的栓塞。

## 图 8-6　ICA 前端动脉瘤

导管的稳定性差

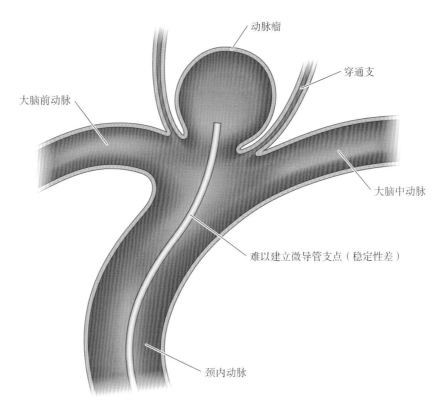

动脉瘤

穿通支

大脑前动脉

大脑中动脉

难以建立微导管支点（稳定性差）

颈内动脉

## 图 8-7　病例 2

a：脑血管造影检查。正面图像
b：侧面图像
c，d：支架和球囊的联合应用

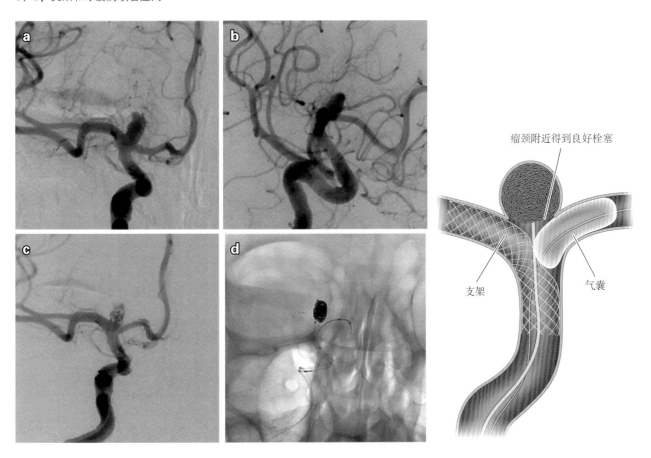

瘤颈附近得到良好栓塞

支架

气囊

图 8-7（续）

e：栓塞术后。正面图像
f：侧面图像

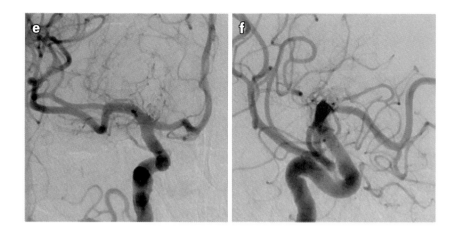

参考文献

[1]　The UCAS Japan Investigators. Akio Morita et, al. The Natural Course of Unruptured Cerebral Aneurysms in a Japanese Cohort. N Engl J Med 2012; 366: 2474-2482.

# 第九章  脑动脉瘤  前交通动脉瘤

桧山永得  敬诚会志医院神经外科

## 前言

前交通动脉（Anterior Communicating Artery，Acom）瘤的发病率高，其破裂率也高。Acom 瘤的夹闭术难度较大，近年来选择脑血管内治疗的病例增加。但是大脑前动脉（Anterior Cerebral Artery，ACA）和 Acom 的直径一般较小，因此很难使用球囊和支架等辅助技术，治疗后还要注意防止血栓等并发症。本文概述了 Acom 瘤的特征及其基本的治疗技巧。

## Acom 瘤的特征

囊状动脉瘤大部分是由 Willis 动脉环前半部分支部和大脑中动脉（Middlecerebral Artery，MCA）好发，其中以 ACA 区域最多，特别是 Acom 瘤的发病率最高，占全脑动脉瘤的 35%。根据日本未破裂脑动脉瘤悉皆调查（UCASJapan），Acom 瘤的年破裂率为 1.31%，易破裂率约为 MCA 瘤的 2 倍。另外，后交通动脉（Posterior Communicating Artery，PCoA）超过 7mm 时的年破裂率为 3.28%，仅次于 Acom 瘤。一项关于小型未破裂颅内动脉的观察研究（SUAVe 研究）显示，5mm 以下脑动脉瘤的破裂率为每年 0.54%，但据报道，与其他部位的动脉瘤相比，Acom 有破裂可能性高。另外，也有报道说 ACA 类的破裂瘤在男性中比较多。《脑中风治疗指南 2015》中推荐对直径在 5~7mm 以上的未破裂脑动脉瘤进行治疗，但 Acom 瘤即使在此尺寸以下，也建议慎重考虑治疗等。

通过对脑动脉瘤破裂和弹簧圈栓塞术进行比较，InternationalSubarachnoid Aneurysm Trial（ISAT）证明了弹簧圈栓塞术的优越性，近年来在动脉瘤治疗中脑血管内治疗的比例增加。另一方面，在弹簧圈栓塞术中，动脉瘤的主血管 Acom 和作为路径的 ACA 的直径较细，有可能引起血栓等合并症，因此需要注意。但是，近年来的报告显示，对 Acom 瘤实施弹簧圈栓塞术的全部 306 例中，发病率为 3.5%，死亡率为 1%，与夹闭不全的结果相似。另外，支架联合弹簧圈栓塞术对以前脑血管内治疗困难的宽颈的 Acom 瘤也有良好的治疗结果的报道。

## ● 标准技术

### 系统

Acom 瘤是指（与）颈内动脉（Internal Carotid Artery，ICA）系统和后方循环系统的瘤相比，距离较远，作为栓塞路径的 ICA 到 A1 存在严重迂曲，微导管的稳定就会变差。因此，在进行栓塞术时，多将中间导管（4Fr 导管，TACTICS 等）引导至虹吸附近，使用 Triaxial System 进行治疗。此时，如果将中间导管设置成与虹吸曲线一致的形状，支持性就会得到提高。但是，如果同时使用中间导管，并且需要同时使用球囊和支架等，则需要采用直径比平时更大的引导系统（8Fr 导管，6Fr 导管套）。在这种情况下，需要提前确认各个导管的长度。

### 栓塞路径的选择

在 Acom 瘤的治疗中，决定从左右哪个 A1 访问的重要因素是 A1 的直径。一般来说，ACA 瘤多在优势侧的 A1 的同轴方向上突出的情况较多，因此选择优势侧的 A1 作为栓塞路径往往更有利（图 9-1）。另一方面，当 A1 两侧都有足够的直径时，A1 和动脉瘤的长轴方向接近直线比较有利。动脉瘤的长轴相对于 A1 轴偏移得越远，置微导管就越困难，出血风险就越高，之后的稳定性也越差。因此，最好从 A1 到动脉瘤容易插入导管的一方进行栓塞（图 9-2，图 9-3）。

**图 9-1　栓塞路径的选择**
在本病例中，动脉瘤与优势侧的 A1 大致相同方向突出（   ），以优势侧的 A1 为栓塞途径

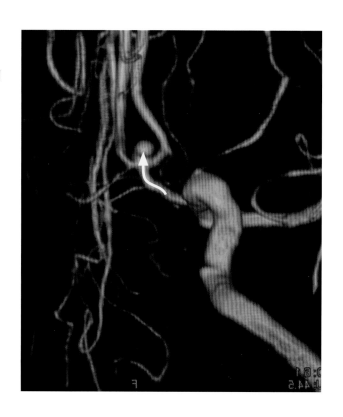

图 9-2 3D-CTA
两侧的 A1 具有足够的直径

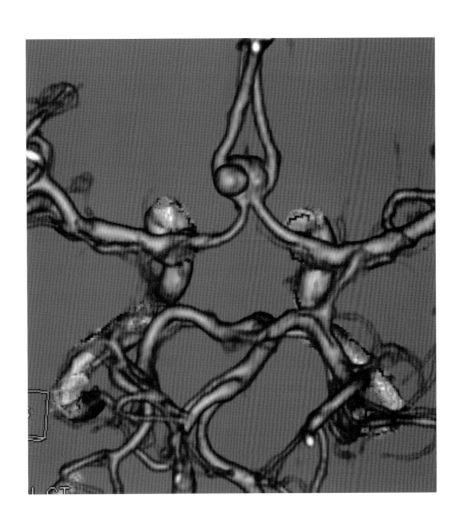

图 9-3 A1 和动脉瘤的长轴方向
a：将 A1 与动脉瘤的长轴方向形成的角度较大的一侧作为栓塞路径
b：在这种情况下，因为①的角度大，所以把这里作为栓塞路径

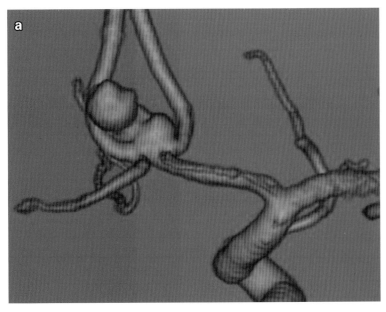

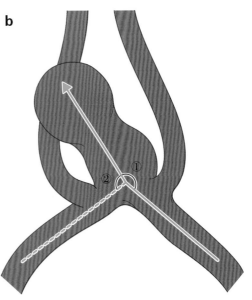

向瘤内插入微导管，导管的塑形

　　Acom 瘤的访问路径通常存在从 ICA 到 A1 的高度弯曲。越过这个弯曲，导管的操作性变差，手感和导管的位置不能一一对应的情况很多。为了安全地插入微导管，与栓塞使用的工作角度（图 9-4）不同，看清 ICA 和 A1 的分支的角度（图 9-5）是很重要的。在确定角度时，A1 尽可能展开，以便确认动脉瘤的长轴。通常选择 10 型导丝（需要微导丝塑形），如果前端采用双角度或 S 形，就更容易前进到 A1。当微导管不能跟随（进）时，将引导线改为 14 型会更容易引导，但要注意线的先进（微导丝容易）引起的穿通支损伤和动脉瘤穿孔等。

　　为了避免因导管跳跃而引起动脉瘤穿孔，有一种方法是先将导丝推进至 A2，然后使导管跟随至 A1（图 9-6）。动脉瘤在优势侧的 A1 的同轴方向突出时，沿着 A1 缓缓地推进导管，大多可以直接留置在瘤内。如果 A1 和动脉瘤的长轴角度弯曲，则应采用符合角度的预塑形或蒸汽塑形导管（图 9-7）。

图 9-4　栓塞用工作角度

图 9-5　将微导管插入瘤内的工作角度（与图 9-4 为同一病例）

与用于栓塞的工作角度不同，使用 ICA 和 A1 的分支很好地确认 A1 展开的工作角度

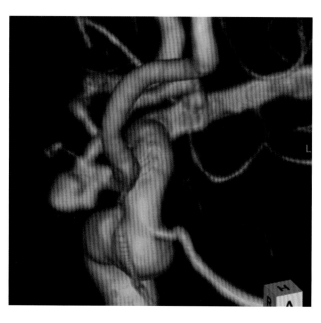

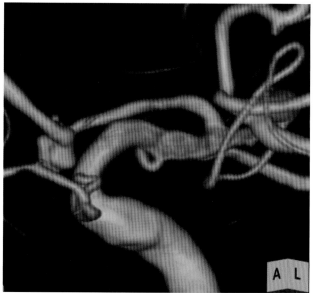

## 图 9-6　跳跃动作的预防

如果将微导丝推进到 A2，然后让微导管跟随 A1，就可以避免导管的跳跃而引起动脉瘤穿孔

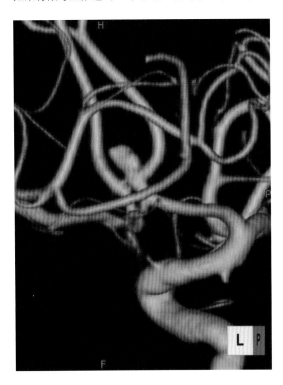

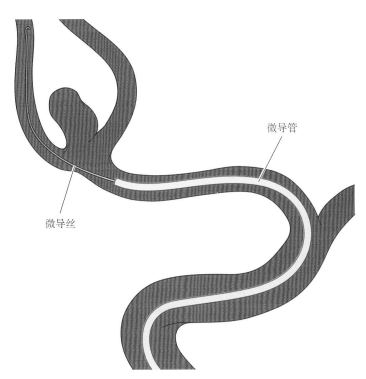

微导管

微导丝

## 图 9-7　导管的塑形

A1 的方向（→）和动脉瘤的长轴（→）形成的角度窄的情况下，微导管留置困难，栓塞中微导管的稳定性容易变差。使用符合角度的预塑形或蒸汽塑形的导管

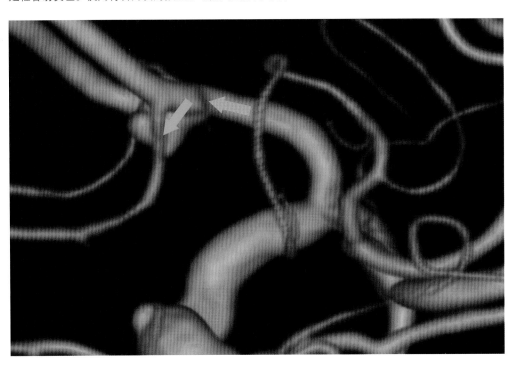

## 病例的选择

在设备不断进步的现在，Acom 瘤也可以同时使用球囊辅助和支架辅助，也可以通过双微导管技术进行栓塞术，但是在细的载瘤血管内存在多个导管的状态下，血栓性并发症的风险增加，术后的并发症也增加。因此，在经验不足的情况下，建议首先选择能够使用简单技术栓塞的病例。以下是实际的治疗方法。

▶病例1（图9-8，图9-9）

对未破裂的 ACA 瘤（4.5mm×4.1mm），预先采用前端与虹吸部曲线形状一致的中间导管（4Fr Cellian 导管）的简单技术实施栓塞术。

▶病例2（图9-10）

计划对宽颈的未破裂 Acom 瘤（7.0mm×6.8mm，颈6.6mm）进行球囊辅助栓塞术。使用中间导管（6Fr Cellian DD6）来支撑球囊导管和微导管。结果，不需要球囊的颈塑形，而是通过导管辅助保存载瘤血管并进行栓塞。

**图9-8 病例1①**

针对 Acom 瘤（4.5mm×4.1mm）的栓塞术。将左A1 设为栓塞路径

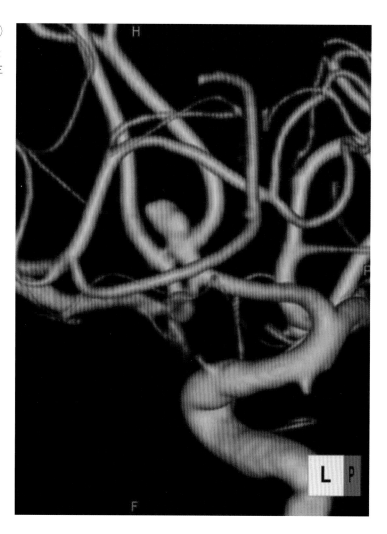

# 图9-9 病例1②

通常的同轴系统由于从导引导管到瘤（→）的距离变长，支撑性降低，所以经常同时使用中间导管

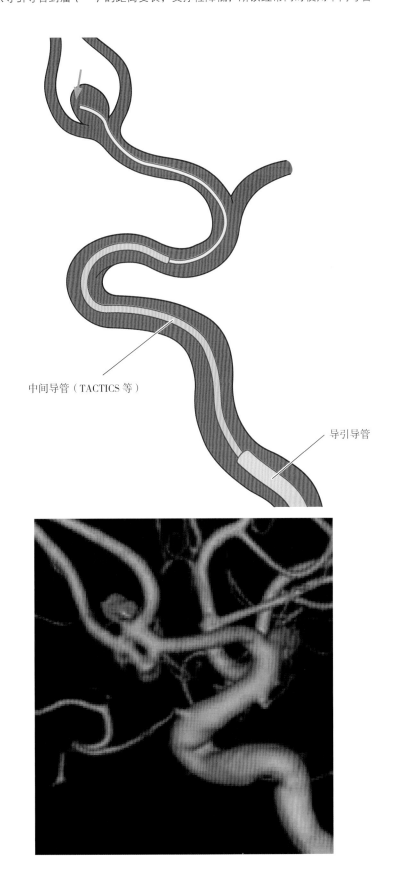

中间导管（TACTICS 等）

导引导管

## 图 9-10　病例 2

a：计划采用 Acom 瘤（7.0mm×6.8mm，颈 6.6mm）的球囊辅助栓塞术。为了球囊和微导管的联合使用，中间导管使用 6Fr Cellian DD6

b：术后

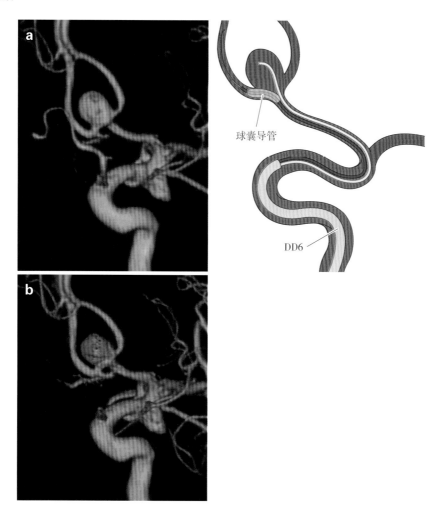

球囊导管

DD6

参考文献 ————

[1]　Inagawa T. Site of ruptured intracranial saccular aneurysms in patients in Izumo City, Japan. Cerebrovasc Dis 2010; 30(1): 72-84.

[2]　Morita A, et al. The natural course of unruptured cerebral aneurysms in a Japanese cohort. N Engl J Med 2012; 366(26): 2474-2482.

[3]　Yonekura M. Small unruptured aneurysm verification (SUAVe Study, Japan)--interim report. Neurol Med Chir (Tokyo) 2004; 44(4): 213-214.

[4]　Suzuki K, Izumi M. The incidence of hemorrhagic stroke in Japan is twice compared with western countries: the Akita stroke registry. Neurol Sci 2015; 36(1): 155-160.

[5]　脳卒中ガイドライン委員会 . 未破裂脳動脈瘤への治療 , 日本脳卒中学会 , 2015, p230-235.

[6]　Molyneux A, et al. International Subarachnoid Aneurysm Trial (ISAT) Collaborative Group. International Subarachnoid Aneurysm Trial (ISAT) of neurosurgical clipping versus endovascular coiling in 2143 patients with ruptured intracranial aneurysms: a randomised trial. Lancet 2002; 360: 1267-1274.

[7]　Guglielmi G, et al. Endovascular treatment of 306 anterior communicating artery aneurysms: overall, perioperative results. J Neurosurg 2009; 110: 874-879.

[8]　Johnson AK, et al. Stent assisted embolization of 64 anterior communicating artery aneurysms. J Neurointerv Surg 2013; 5 Suppl 3: iii62-5.The UCAS Japan Investigators. Akio Morita, at al. The Natural Course of Unruptured Cerebral Aneurysms in a Japanese Cohort. N Engl J Med 2012; 366: 2474-2482.

# 第十章　脑动脉瘤　基底动脉瘤

藏本要二　兵库医科大学脑神经外科学讲座

## ● 基底动脉（Basilar Artery，BA）瘤和脑血管内治疗

在日本，未破裂基底动脉瘤占基底动脉瘤的 6.6%，7mm 以下的年破裂率仅为 0.3% 左右。但是，7mm 以上的年破裂率为 3.7%，10mm 以上的破裂率上升到近 7%，因此即使未破裂也建议进行治疗。另一方面，当动脉瘤破裂时，多采用脑血管内治疗，但大型动脉瘤多呈现血栓和压迫症状，治疗后恶化和复发的情况较多。但是，这个部位的开颅手术由于穿通支栓塞等风险很高。因此，为了使目前的血管内治疗取得良好的结果，必须下功夫。

## ● 诊断

### 脑血管造影

必须确认交通血管，后交通动脉（Posterior Communicating Artery，Pcom）的发育状况（必要时进行 Allcock 测试），动脉瘤的大小、朝向、形状，工作角度等。进行两侧颈内动脉（Internal Carotid Artery，ICA）以及椎动脉（Vertebral Artery，VA）造影，以两侧 VA 起始部分为主，一定要进行导引导管引导有无障碍的评估。如果预先评估难以通过的部位和弯曲较严重的部位，有助于完善治疗准备工作。

### MR 造影

大型动脉瘤通过 MR 造影对管腔内血栓和血管壁进行评估。可以预测弹簧圈栓塞术后的复发和压迫症状的恶化。

## ● 准备

### 麻醉

虽然局部麻醉也可以，但是在进行球囊辅助时，由于 BA 的血流下降容易引起意识障碍，所以选择全身麻醉比较安全。

## 方法

在选择接近血管时，应考虑 VA 起始部分的直径和走行，以及从穿刺部位进行引导的容易程度等。由于导管的直径也根据血管的直径而定，所以最好在术前测量。VA 通过导引导管、球囊导管以及其他多个导管容易引起弯曲和血管痉挛，因此需要通过造影适当确认。因此，如果可能的话从两侧 VA 开始进入比较好。当导管插入时，考虑将导管置于锁骨下动脉。

## 穿刺

根据上述情况需要假设 2 处穿刺。右侧 VA 的造影比起经由大腿动脉，右上臂动脉的穿刺进入更容易。在这种情况下，如果从右上臂动脉开始使用 4Fr 的引导装置，就可以同时使用内腔为 0.0165~0.017in 的微导管和球囊导管，穿刺部分可以使用普通血管造影时使用的止血器具。

# 标准技术

## 颅内方法

从 VA 到 BA 的微导管引导很容易，但是微导丝容易误入穿通支，所以一定要在路线图下慎重引导。另外，需要设法使微导丝前端缩小为小 J 形等防止误入（图 10-1）。

### 图 10-1　微导丝前端的形状

a：普通角度型
b：小 J 形。难入分支，即使碰到动脉瘤壁也难以穿透动脉壁

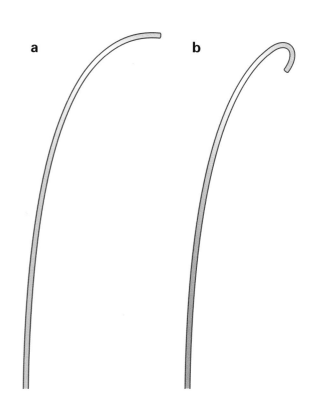

## 工作角度

在正面，主要选择动脉瘤颈和大脑后动脉之间最容易展开的角度（图 10-2a）。侧面通常是动脉瘤和大脑后动脉重叠，但如果选择双侧大脑后动脉启动部分重叠的 Barrel View，就能确认弹簧圈偏离（图 10-2b）。如果可能，就设定为用侧面像来确认整体。利用术前的血管造影图像，在 3D 工作站上模拟工作角度就可以。弹簧圈栓塞时往往以正面为中心观察，但接触动脉瘤壁时，侧面像比较容易理解。因此，在最后阶段需要用侧面像仔细观察导管前端的位置。

### 图 10-2　工作角度

a：正面选择动脉瘤和 PCA 可以展开的角度（○）
b：侧面则有意选择两侧 PCA 起始部分重叠的角度，以便确认弹簧圈偏差

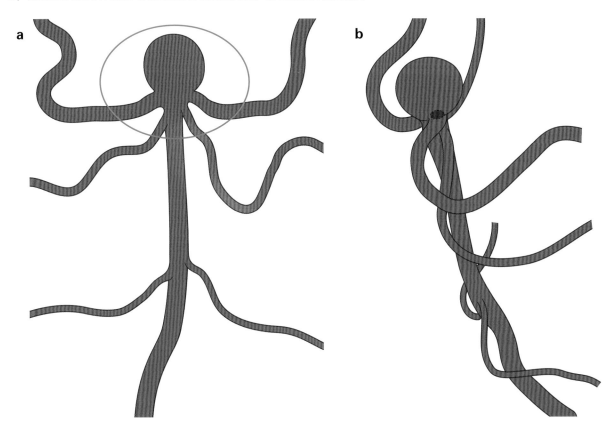

## 辅助技术

应该采取安全度高的方法。宽颈瘤需要辅助用导管和栓塞用导管 1~2 根。初次治疗时不建议入门者采用 2 个支架的复杂治疗，但如果实在有必要的话，先放置的支架最好选择支架的结构较稀疏的 Open Cell Type。

当大脑后动脉难以选择时，有时会将微导丝经由动脉瘤内引导至大脑后动脉，然后再进入导管。这时，需要取沿动脉瘤壁引导的导管。具体方法：

· 把微导丝拉到动脉瘤前面后，拉导管。

· 沿着导丝引导球囊导管，使球囊膨胀，然后拉动导管。

· 使用支架时，在展开一部分支架的状态下拉导管。无论哪种情况都要注意动脉瘤或周围血管的损伤。

## 支架选择

目前有 3 家公司提供 5 种动脉瘤治疗辅助用支架（表 10-1）。Closed Cell Type 可重置，Laser Cut Stent 容易留置。如果是直的病变，选择 ENTERRPRISE® 2（Codman），对于弯曲的病变，使用 Neuroform® Altas（Stryker）是无可非议的。另外，Enterprise® 2 的具有血管直线化的作用，所以可能有意地期待分支角度的变化而使用。另一方面，Neuroform® Atlas 通常选择比血管直径大一点的，在动脉瘤颈部，strath 向动脉瘤侧凸出，有助于保护来自颈部附近的分支。Lvis® Jr 也有类似的报告，由于留置稍有窍门，所以不推荐给不熟悉颅内支架的团队。如果支架放置经验不足，使用较长的支架时，不易发生向瘤内滑落等情况，比较保险。有报告称，Y 支架和 T 支架等复杂的辅助技术不仅难度高，而且有很多术后血栓形成，我们将充分考虑其必要性。

### 表 10-1 动脉瘤辅助治疗支架列表

| 制造商 | Codman Neuro | Stryker | | Terumo | |
|---|---|---|---|---|---|
| 产品名称 | ENTERPRISE® 2 | Neuroform® EZ | Neuroform® Atlas | LVIS® | LVIS® Jr. |
| 制作法 | Laser Cut | | | Bladed Mesh | |
| 支架网孔设计 | 闭环 | 开环 | | 闭环 | 闭环 |
| 芯片长度 | 0 | 0mm 或 8.5mm | | 10mm | 5mm |
| 适合导管的内径 | 0.021in | 0.027in | 0.017in | 0.021in | 0.017in |

## ● 治疗方法

　　实际病例步骤（图 10-3）。

　　从正面图像中，展开动脉瘤和 BA 的大脑后动脉，侧面可以确认 BA 的前端和两侧大脑后动脉的起始部分（图 10-4）。

　　考虑到如果从左大脑后动脉向 BA 放置支架，既能确保左大脑后动脉，又能在一定程度上抑制弹簧圈向右大脑后动脉的偏离，虽然分叉角度比较陡峭，但仍尝试将其引导至左大脑后动脉。试图仅用微导丝进行引导，但困难重重（图 10-5a），于是通过动脉瘤壁将导丝引导至左大脑后动脉（图 10-5b）。需要注意的是，在进行远端引导时，如果微导丝前端不能推进，会对动脉壁造成压力（图 10-5c）。

　　沿着微导丝引导支架微导管，然后简单地只拉导管就可以弯曲。弹簧圈栓塞用的微导管的前端留置在动脉瘤内的较浅处。

## 图 10-3　右 VA 造影

BA 前端发现动脉瘤
a：正面图像
b：侧面图像

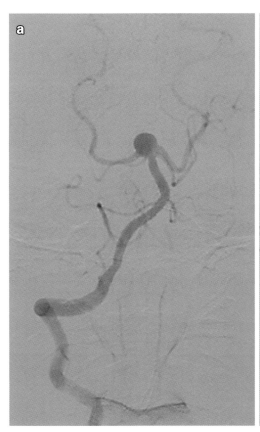
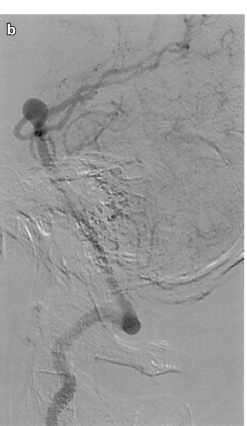

图 10-4　工作角度

a：正面透视保持不变，为了确认动脉瘤以及周围血管结构（→），采用了正面

b：两侧 PCA 起始部分均在〇内，以便确认弹簧圈偏离

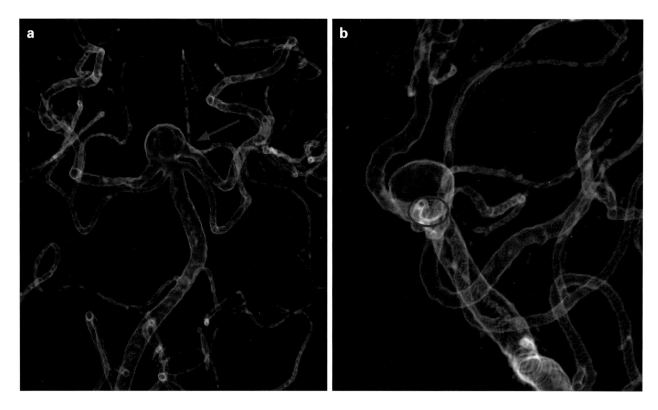

图 10-5　对左 PCA 的微导管的引导

a：这种引导看起来容易，实际上很难

b：将导丝贴在动脉瘤壁上（→），通过转动使前端置于左 PCA 上

c：选择动脉瘤后壁（→）仍有张力，应与导丝前端一起关注

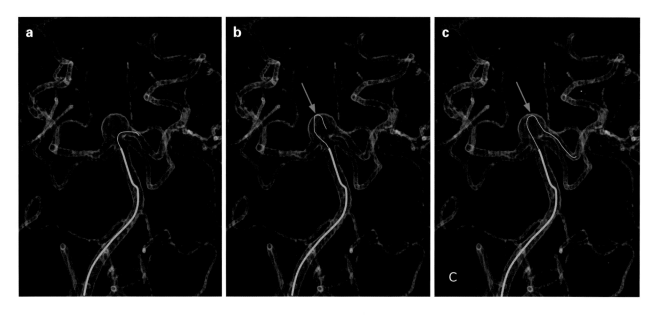

在置入支架后立即通过 CT 图像确认，可以掌握支架打开情况（图 10-6）。

填塞弹簧圈时应充分注意避免突入到右大脑后动脉。如果弹簧圈微导管过深，弹簧圈很容易偏离瘤颈处无支架辅助的部位。如本病例所示，将微导管引导到动脉瘤内时，最好控制避免微导管进入过深（图 10-7a）。在第一根弹簧圈填塞后，向前轻顶微导管，将导管前端置于成篮圈内（图 10-7b →），依次减小弹簧圈直径，从而形成了良好的栓塞（图 10-7c，d）。治疗前（图 10-8a）和治疗后（图 10-8b）的动脉瘤栓塞情况满意，且置入支架后左侧大脑后动脉的角度发生了变化。

## 图 10-6　模拟 CB CT 图像
确认支架的贴壁及弯曲情况

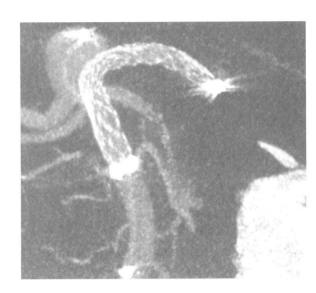

## 图 10-7　弹簧圈栓塞
a：首先从动脉瘤深处开始进行弹簧圈栓塞，但由于弹簧圈会偏离未覆盖支架的右侧 PCA，因此通过将微导管置于瘤腔内较浅处并推送弹簧圈进行盘圈，可以达到良好的成篮效果
b：在第 1 圈的最后轻顶微导管，将微导管前端插入成篮圈内（→）。否则微导管可能会从瘤腔脱出，需要重新引导
c，d：依次填塞弹簧圈，最终达到致密栓塞

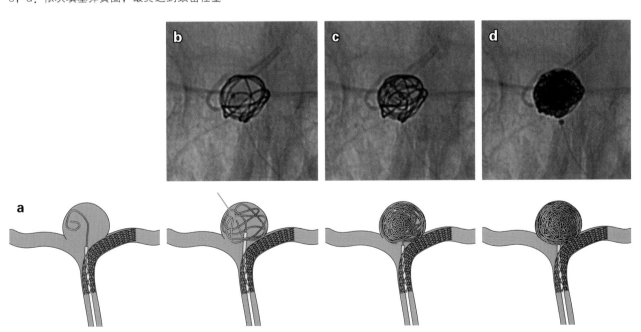

## 图 10-8　治疗前后的右 VA 造影

动脉瘤栓塞效果满意，由于置入支架，左 PCA 的角度也发生了改变
a：治疗前
b：治疗后

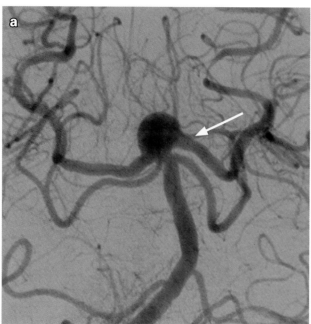
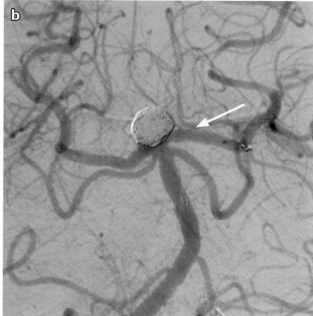

参考文献

[1] UCAS Japan Investigators, Morita A, Kirino T, et al. The natural course of unruptured cerebral aneurysms in a Japanese cohort. N Engl J Med 2012; 366(26): 2474-2482. doi: 10. 1056/NEJMoa1113260.

[2] Sekhar LN, Tariq F, Morton RP, etal. Basilar Tip Aneurysms: A Microsurgical and Endovascular Contemporary Series of 100 Patients. Neurosurgery 2013; 72 (2): 284-299. doi: 10.1227/NEU.0b013e3182797952.

[3] Matsukawa H, Kamiyama H, Miyazaki T, et al. Surgical treatment of unruptured distal basilar artery aneurysm: durability and risk factors for neurological worsening. Acta Neurochir (Wien) 2017. doi: 10. 1007/s00701-017-3239-4. [Epub ahead of print]

[4] Benndorf G, Claus B, Strother CM, et al. Increased cell opening and prolapse of struts of a neuroform stent in curved vasculature: value of angiographic computed tomography: technical case report. Neurosurgery 2006; 58(4 Suppl 2): ONS-E380; discussion ONS-E380.

[5] Robert JD, Kuo Chao. Using the Barrel Technique with the LVIS Jr (Low-profile Visualized Intraluminal Support) Stent to Treat a Wide Neck MCA Bifurcation Aneurysm. J Vasc Interv Neurol 2015; 8: 25-27.

# 第十一章　脑动脉瘤　血流导向装置置入术

吉村绅一　兵库医科大学脑神经外科学讲座

## ● 前言

位于硬脑膜内的大型、巨大型颅内动脉瘤容易发生破裂，而位于硬膜外则容易引起颅神经症状。因此，很多情况下需要外科干预，但开颅手术治疗风险高，手术难度大。另一方面，传统的以瘤内栓塞为主的脑血管内介入治疗，由于其不全栓塞和术后复发的情况较多，被认为不适用于大型、巨大型颅内动脉瘤。

最近，针对这种大型、巨大型颅内动脉瘤的血流导向装置置入技术，作为保留载瘤动脉、缩小动脉瘤的革新性治疗方法而备受瞩目，欧美已经报道其取得了良好的治疗成果。但是，在使用血流导向装置的过程中，既有简单的病例，也有必须运用各种技术的高难度病例。本文将介绍血流导向装置置入术的适应证和基本使用方法，并对操作系统到位、释放困难案例的操作要点和治疗策略进行讲解。

## ● 诊断

与普通颅内动脉瘤治疗时一样，术前常规行 MRI/A、CTA、脑血管造影（Digitalsubtraction Angiography，DSA）等检查。在动脉瘤的治疗中，人们往往会把注意力集中在动脉瘤的最大直径等方面，但由于血流导向装置置入术是重建载瘤动脉的技术，所以比起动脉瘤的形态，更应该关注载瘤动脉的直径和弯曲度、操作路径、载瘤血管/动脉瘤与后交通动脉（Posterior Communicating Artery，Pcom）和眼动脉（Ophthalmic Artery，OphA）等的位置关系。例如，对于载瘤动脉极度迂曲的病例而言，采用此种治疗方案大多较为困难，而对于眼动脉等分支不是起自颈内动脉（Internal Carotid Artery，ICA），而是从动脉瘤的顶端发出的病例而言，使用血流导向装置容易引起分支血管的闭塞血栓形成。另外，根据病例的个体差异，部分患者的 Pcom 位置较低，导致分支难以确认，应注意治疗方案的选择。

## 治疗适应证和术前准备

### 准备

#### ▶ 抗血栓治疗

在本治疗中，抗血栓方案的"适当调整"非常重要，调整抗血小板药物对治疗效果有很大影响。因此，至少要在术前 10~14 日前后开始服用双联抗血小板药（阿司匹林 100mg、氯吡格雷 75mg），并在术前测定血小板聚集能力。如果患者对其中一种药物反应较低，或过度抑制时，就更换为其他药物或增减该药。在对阿司匹林出现抵抗性时，通常会追加剂量，但在氯吡格雷出现低反应时，比起增加该药量，大多改为丙烯醇。即便如此，如果得不到良好的抗血小板效果，治疗本身也应暂时延期，在充分控制之后再进行治疗。

#### ▶ 设备准备

本治疗需要导引导管或引导装置，中间导管（Navien™，Medtronic），微导管（Marksman™，Medtronic），Pipeline™ Flex（Medtronic）。此外，为了应对微导管引导困难，还应准备球囊和支架。特别是由于血流导向装置展开不良时使用，所以必须准备。

### 适应证

目前日本使用的血流导向装置——Pipeline™ Flex，适用于自 ICA 岩段到垂体上动脉开口处近端的大型（最长径为 10~25mm）或巨大（最长径 > 25mm），且宽颈型（瘤颈 > 4mm）的颅内动脉瘤（动脉瘤破裂急性期除外）。

## ● 标准技术

关于 Pipeline™ Flex 表示。

### 尺寸的选择

通过正位图像、侧位图像 2 个方向测定动脉瘤的远端、近端 ICA 直径。此时，通过图像确定预定放置血流导向装置的部位，并测定其远端、近端血管的直径。血管直径近似为（正位像的直径 + 侧位像的直径）/2（因为可能偏平）。由于近端直径往往最大，所以要选择与之相同或较大的尺寸。

其次是长度，普通支架只需选择 3d-dsa 上所设想的长度即可，但 Pipeline™ Flex 却无法做到这一点。由于 Pipeline™ 是闭环编织支架，因此在血管较细的情况下，Pipeline™ Flex 的尺寸可能会变长，而动脉瘤颈部则会增大并短缩。因此，长度的选择很困难。如果选择足够长的支架，虽然可以避免在颈部缩短导致支架长度不够的情况，但是越长，到位并释放支架时的阻力就会增加，打开就会变得困难，中途扭转而难以打开的可能性就会增加。关于这个选择，是"选大不选小"的。作者认为，如果不是瘤颈较大的动脉瘤，选择直径与主血管的最大直径大致相同，长度与计算结果相同的血流导向装置比较好。

### 血流导向装置置入

首先，将中间导管（Navien™）尽可能引导到动脉瘤附近，然后将微导管（Marksman™）越过动脉瘤，通过大脑中动脉（Middle Cerebral Artery，MCA）引导至 M1 或 M2 段（图 11-1a）。

将血流导向装置引导至 M1，将微导管拉回并展开血流导向装置前端（图 11-1b）。

如果前端打开，则可直接释放，但如果不能打开，则通过对微导管进行收回，取下套管（图 11-1c），再次开始打开（图 11-1d）。但实际上，有不少情况是无法逆转的。在这种情况下，如果强行进行收回，可能会损伤微导管（Marksman™），影响后续操作。因此，当支架无法复位的情况下，只能在调整微导管前端的条件下继续展开操作。另外，该前端的调整可在全部展开后进行，因此无须担心。

前端展开后，整体回撤支架系统到预定位置（图 11-1e）。此时，虽然可以避免脉络丛前动脉（Anterior Choroidal Artery，AChA）等受到影响，但如果锚定不牢，会突然脱落到近位，一旦进入瘤内，一切都要重来。血流导向装置紧贴 ICA 壁时很少出现分支闭塞，所以最好在有充分富余的位置开始展开。

## 图 11-1　血流导向装置置入

a：引导微导管（Marksman™）
b：展开前端
c：通过套管卸下套子
d：再次展开前端
e：拉回预定位置

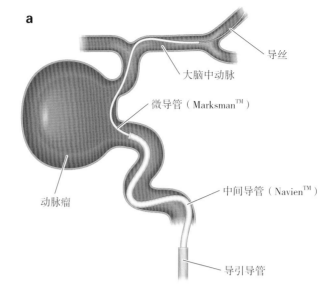

**a**

导丝
大脑中动脉
微导管（Marksman™）
中间导管（Navien™）
动脉瘤
导引导管

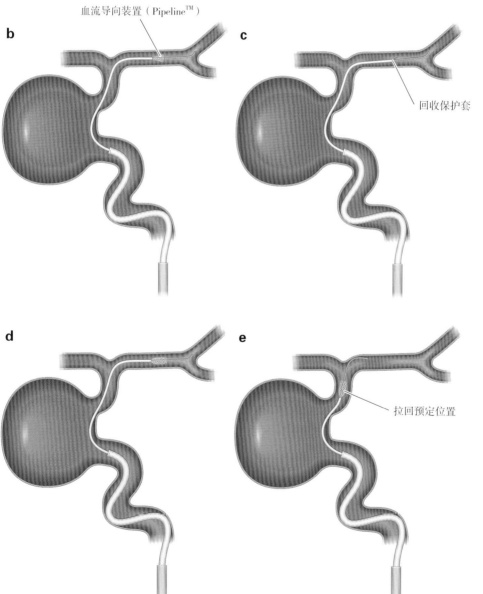

**b**

血流导向装置（Pipeline™）

**c**

回收保护套

**d**

**e**

拉回预定位置

推送并释放血流导向装置（图11-1f）。但是如果推得太多，就会无法展开而形成褶皱状，这时需要整体拉伸，将微导管位于血管中央，再次推血流导向装置。

在能够顺利展开的情况下，为了使瘤颈部血流导向装置的网孔更细，需要充分推密（图11-1g）。然后展开支架近端（图11-1h）。

在微导管放回前端的过程中，将微导管贴在血管壁上，从而在一定程度上消除了支架打开不良和贴壁不充分的问题。

通过CT影像，检查是否与血管壁贴合不良，必要时用球囊进行扩张。但在球囊操作过程中，血流导向装置有可能发生移动，因此在轻度贴合不良的情况下，后续是否进行扩张需要慎重考虑。

图 11-1（续）

f：释放
g：颈部的留置
h：在近端展开

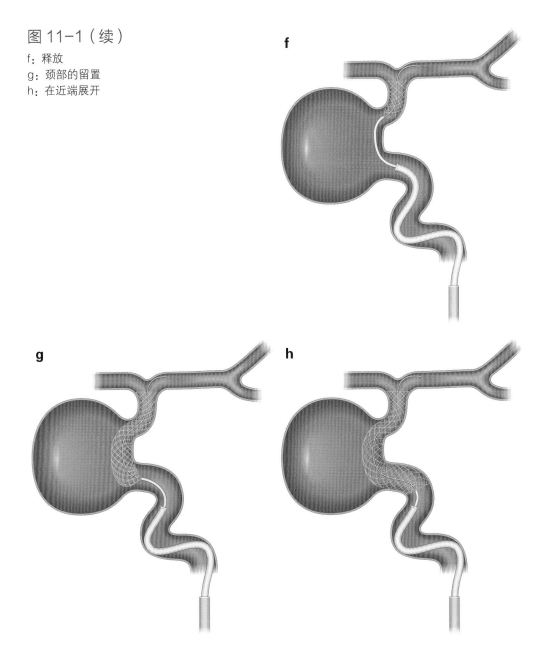

## ● 治疗方法

### 微导管到位困难的应对措施

对于较大、颈宽、迂曲的动脉瘤，微导管易发生到位困难。在这种情况下，需要经由瘤内微导管成襻（图 11-2a）。然后，撤出引导微导管的导丝，慢慢释放张力，从而使微导管按照最短距离走行。当微导管远端回撤时，有一种方法是可利用长导丝交换送入球囊于远端固定并将其拉回（图 11-2b），然后再次更换为微导管，以达到最短距离。或者，也有在微导管中输送支架（Solitaire™ 等），远端打开后拉回微导管的方法（图 11-2c）。

图 11-2　微导管到位
a：经由瘤内成襻并到位
b：椭圆形球囊使用示例
c：Solitaire™ 使用示例

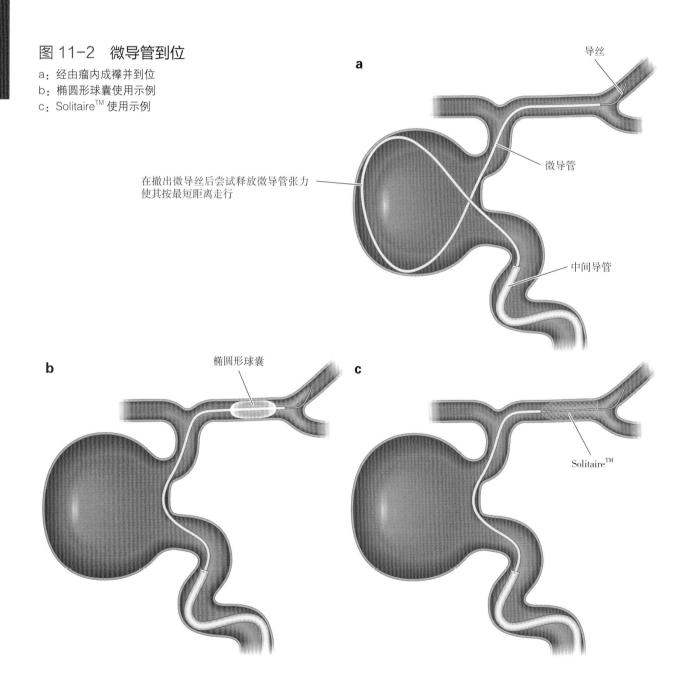

## 发生扭曲的应对措施

　　在长尺寸的血流导向装置释放时容易发生（图 11-3a）。一旦发生就很难消除。

　　首先，在扭转部位稍微偏远的位置再次展开（图 11-3b，c）。如果反复进行该操作仍未消除，则需要完全重新退回到支架前端（图 11-3d），再次展开（图 11-3e）。但这仅限于微导管系统稳定且可行的情况。

### 图 11-3　发生扭转的应对措施

a：长尺寸血流导向装置释放时发生扭转
b：回收支架
c：重新展开
d：完全恢复
e：重新展开

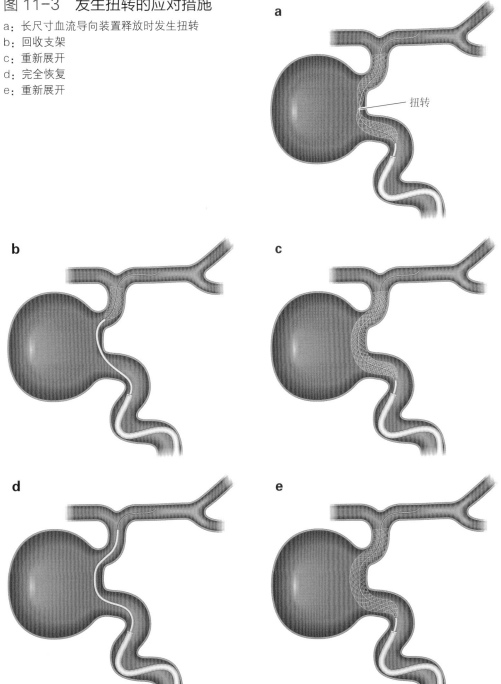

如果不行，则反复进行重新展开和推进操作（图 11-3f，g），当扭转稍微移动到较近的位置时，通过推整体使其比扭转扩大至远位，使扭转进一步移动到近端（图 11-3h）。在扭转可以移动到近端的情况下，通常在完全展开血流导向装置后就会消除（图 11-3i）。

如果以上操作中还残留扭转的情况，应暂缓释放，并考虑改变尺寸和长度。如果扭转部位位于中央，即使采用导管按摩和球囊扩张（图 11-3j）也无法消除，有发生缺血并发症的危险。

图 11-3（续）

f，g：反复展开
h：扭转部向近端移动
i：通过完全展开解除扭转
j：导管按摩与球囊扩张的结合

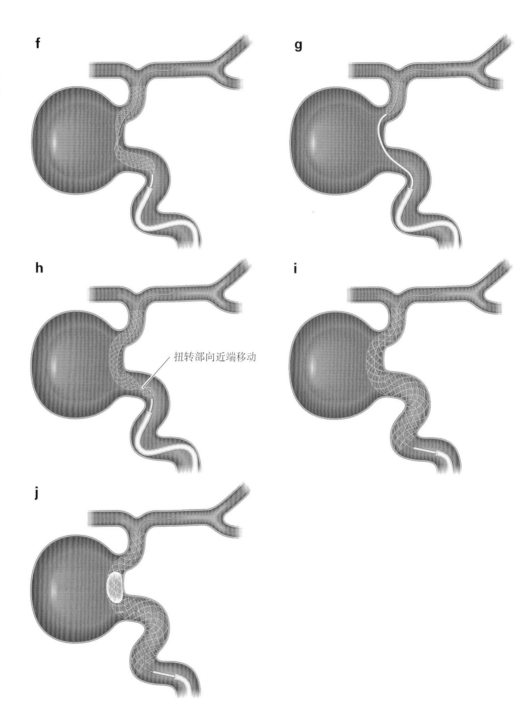

扭转部向近端移动

## 打开不良的应对措施

打开不良可以发生在血流导向装置的任何部位。基本上可以通过微导管的按摩和球囊的扩张进行，但如果动脉瘤位于大弯侧，要注意不要在球囊导管的引导下使血流导向装置突入动脉瘤内。另一方面，在血流导向装置已经被释放到近端，打开后慎重地推送微导管是很重要的。因为在有阻力的状态下推微导管和球囊血流导向装置本身会被推向远端。

## 微导管不稳定的应对措施

如果微导管稳定性不佳，操作过程会有整个系统陷入瘤内的风险（图 11-4a）。在这种情况下，解决方案之一是将中间导管 Navien™ 引导到动脉瘤以远的位置。使用上述球囊或 Solitaire™ 将 Navien™ 引导至动脉瘤的远端（图 11-4b），在此状态下开始打开血流导向装置（图 11-4c）。在这种情况下，由于微导管很稳定，所以展开很容易，可以一点一点地将 Navien™ 移动到近位，同时进行展开操作（图 11-4d）。该方法对于血流导向装置前端陷入瘤内的情况也很有用。因为可以将微型导管一起回收到体外，收纳后再进行释放。这是一种有用的技术，但安全进行需要一定的技术，应与经验丰富的指导医生一起进行。

图 11-4　微导管不稳定的应对措施

a：陷入瘤内
b：将 Navien™ 引导到远处
c：开始展开
d：移动到近端展开

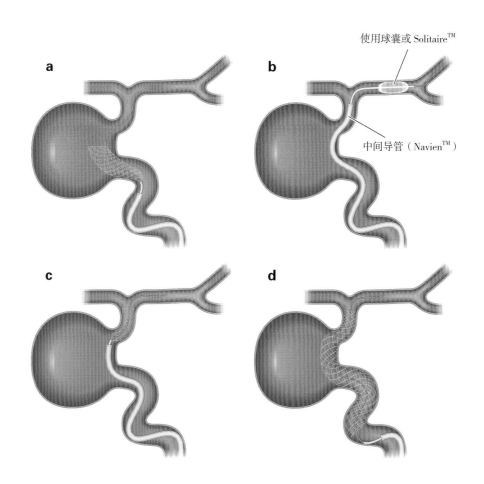

使用球囊或 Solitaire™

中间导管（Navien™）

以上介绍了大型、巨大型动脉瘤的血流导向装置置入术。本疗法是对开颅手术难度较大的大型、巨大型动脉瘤的有效治疗方法，对于有一定技术的术者而言，多数病例可较易置入。但是，也有上述需要高技术的病例。根据以往的经验：①载瘤血管内高度迂曲；②大弯侧巨大动脉瘤存在时；③宽颈动脉瘤（特别是 3D-DSA 无法追踪载瘤血管的运行的情况），手术难度较高，对于符合以上多种条件的动脉瘤手术而言，置入血流导向装置将变得极其困难。

血流导向装置置入术是一种有效的治疗方案，但目前尚未证明其安全性和有效性优于外科治疗。因此，对预计难以置入的病例，有必要重新考虑其他治疗方案。另外，从围手术期开始到治疗后都需要严格的抗血栓治疗，对于开始的时机、血小板聚集能力的测定和药物的调整、减量和停药的时机等都需要充分掌握。

血流导向装置是改变颅内动脉瘤治疗本身的有潜力的划时代装置，只要注意以上几点，就能取得良好的治疗效果。

参考文献

[1]  Morita A, Kirino T, Aoki N, et al. The UCAS Japan Investigators. The Natural Course of Unruptured Cerebral Aneurysms in a Japanese Cohort. N Engl J Med 2012; 366: 2474-2482.

[2]  Raymond J, Guilbert F, Weill A, et al. Long-term angiographic recurrences after selective endovascular treatment of aneurysms with detachable coils. Stroke 2003; 34: 1398-1403.

[3]  Becske T, Kallmes DF, Saatci I, et al. Pipeline for uncoilable or failed aneurysms: results from a multicenter clinical trial. Radiology 2013; 267: 858-868.

[4]  Kallmes DF, Hanel R, Lopes D, et al. International retrospective study of the pipeline embolization device: a multicenter aneurysm treatment study. AJNR Am J Neuroradiol 2015; 36: 108-115.

[5]  Delgado Almandoz JE, Crandall BM, Scholz JM, et al. Last-recorded P2Y12 reaction units value is strongly associated with thromboembolic and hemorrhagic complications occurring up to 6 months after treatment in patients with cerebral aneurysms treated with the pipeline embolization device. AJNR Am J Neuroradiol 2014; 35: 128-135.

# 第十二章 急性期脑栓塞 心源性脑栓塞

进藤诚悟 熊本红十字医院神经内科

## 前言

采用脑血管内治疗的颅内主干动脉闭塞大多是心源性的，病情进展快，形成梗死的时间短，因此要求快速的治疗。

本文主要介绍心源性脑栓塞的血管内治疗。

## 心源性脑栓塞

心源性脑栓塞是由心脏形成的血栓阻塞脑主干动脉引起的，其原因大部分是非瓣膜性心房颤动。心房颤动的发生会随着年龄的增长而增加，因此心源性脑栓塞的发生频率也随着老龄人口的增加而增加。由于心脏形成的血栓突然阻塞主干动脉，导致侧支血液循环不足。往往病情严重，容易早期形成栓塞，必须尽快重新开通。

### 治疗适应证

取栓装置说明书上的适应证为急性期脑栓塞（原则上发病 8h 内），经静脉注射 rt-PA 不适应或经静脉注射 rt-PA 未能恢复血流的患者。血糖＜ 50mg/dL、易出血体质、已知有凝血障碍、INR ＞ 3.0 接受口服抗凝药治疗、部分凝血激活酶时间（Partial Thromboplastintime，PTT）达标准值 2 倍以上、血小板计数＜ 30000/μL、收缩压超过 185mmHg 或舒张压超过 110mmHg、通过造影发现近端动脉狭窄或闭塞、CT 发现有导致中线移位的显著占位效应的肿瘤、对设备和造影剂有严重过敏的患者等都是禁忌。

2015 年发表了使用取栓支架的 5 项随机对照试验（MR CLEAN、ESCAPE、SWIFT PRIME、EXTEND-IA、REVASCAT），显示了从发病时间起 6h 以内的超急性期脑栓塞患者采用血管内治疗的有效性。另外，根据修订后的《美国心脏协会 / 美国中风协会（AHA/ASA）指南 2015 更新》（表 12-1），在 2 个条件都满足的情况下，应使用支架进行脑血管内治疗（Class Ⅰ；证据等级 A）。此外，日本《脑中风指南》也在 2017 年补充了脑血管内治疗的推荐意见（表 12-2）。此外，在以最终未发病时间起 6~24h 内伴随主干动脉闭塞的脑栓塞为对象的 DAWN 试验中，也显示了血管内治疗的有效性。另外，在以从最终未发病时间起 6~16h 伴随主干动脉闭塞的患者为对象的 DEFUSE3 试验中，显示了血管内治疗的有效性。根据这些结果，AHA/ASA 准则在 2018 年修订，最终确认从 6~16h 的前循环系统的主干动脉闭塞引起的脑栓塞患者，并且，强烈推荐对满足 DAWN 试验和 DEFSE3 试验的合格标准的患者进行血管内治疗（血栓回收疗法）（Class Ⅰ；证据等级 A）。

另一方面，对于大脑中动脉（Middle Cerebral Artery，MCA）M2 以远的末梢病变、美国国立卫生研究院中风量表（NIHSS）评分低的病例、椎骨内及颅底动脉闭塞病例、已经出现广泛脑梗死的病例而言，目前尚未显示确切疗效，需要慎重判断。

## 表 12-1 《美国心脏协会 / 美国中风协会（AHA/ASA）指南 2015 更新》

1. 对适用于 rt-PA 静脉内给药的患者，即使在考虑血管内治疗的情况下，也应在静脉内使用 rt-PA（Class Ⅰ；证据等级 A）

2. 如果满足以下所有条件，就应该采用血管内治疗（Class Ⅰ；证据等级 A）
a. 脑中风发病前的 mRS 0~1
b. 急性缺血性脑中风在发病后 4.5h 内静脉注射 rt-PA
c. 颈内动脉或 MCA 近端（M1）阻塞导致的脑卒中
d. 年龄 ≥ 18 岁
e. NIHSS 得分 ≥ 6
f. ASPECTS ≥ 6
g. 发病后 6h 内可以开始治疗

3. 与静脉给药 rt-PA 一样，缩短从发病到血管内治疗恢复再灌注的时间，可获得良好的临床转归。为了确保效果，尽可能早期治疗。脑卒中发病后 6h 以内应该实现恢复再灌流。恢复目标 TICI 等级 2 b/3（Class Ⅰ；证据等级 B~R）

## 表 12-2 摘自《脑卒中指南 2015（补充 2017）》

1. 对被诊断为前循环主干脑动脉（颈内动脉或大脑中动脉 M1 部）闭塞，基于图像诊断等治疗的急性期脑栓塞形成适应判定，而 rt-PA 静注疗法在内的内科治疗，强烈推荐在发病 6h 以内开始使用主要支架的血管内治疗（机械血栓回收疗法）（证据等级 A）

4. rt-PA 静注疗法无效或不适用的情况下，原则上对于发病 8h 以内的颅内主干动脉闭塞引起的急性脑栓塞，基于图像诊断等，选择适用的病例后，也可以考虑利用脑血栓回收设备进行血管内治疗（机械取栓治疗）（证据等级 C1）

## 诊断

　　患者入院后立即进行神经学评估、采血和心电图。另外，如果进行颈动脉超声检查，还可以评估颈部病变和是否合并主动脉夹层。颈总动脉（Common Carotial Artery，CCA）扩张末期血流左右差（对侧比 1.4 以上）提示主干动脉闭塞。之后进行影像学诊断，作者所在的医院为了缩短时间，在最终未发病 4.5h 以内仅用头部 CT 判断是否符合适应证，抽血也采用肌酸酐和 PT-INR 快速试剂盒。为了进行血管评估，最好是进行 3D-CTA，如果结合有神经症状、颈部血管超声、头部 CT 的高密度征（Hyperdense Sign）等，可以预测主干动脉闭塞。如果是 4.5h 以后，还要进行头部 MRI，以便准确地评估梗死灶和闭塞部位。

　　T2*WI 和 SWI 下的磁敏感血管征（Susceptibility Vessel Sign，SVS）可以判断血栓的位置和鉴别动脉粥样血栓性脑栓塞，FLAIR 下的动脉内信号（Intra-Arterial Signal）可以评估外周的分支闭塞（图 12-1）。另外，在进行 CTA 和 MRA 等血管评估时，如果是 CTA 的话，可以确认闭塞末梢部分的血运情况。在不能确认末梢或仅进行 MRA 评估时，闭塞部末梢的血管走行与对侧血管走行相似的情况较多，因此预先预测闭塞部末梢的血管走行，可以更快更安全地进行治疗。

## 图 12-1　对取栓有益的 MRI 检查

MRI 弥散增强图像（a，b）中，左岛叶皮质和 M6 中发现高信号，MRA（c）中，左 MCA 末梢的显影不良。T2*WI（d）时 M1 发现磁敏感血管征（○），FLAIR（e）时发现动脉内信号（→）

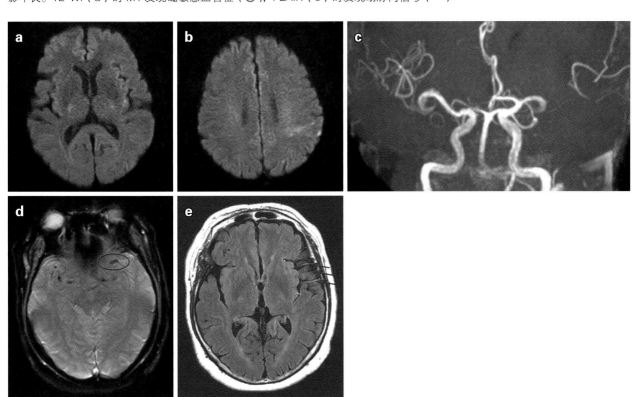

## 准备

为了缩短时间，工作人员各司其职。包括陪同患者的人、与家属交待知情同意的人、准备血管造影的人。如果事先准备好灭菌床单、托盘、气缸等使用物品，就可以在短时间内做好手术准备。如果通过影像学诊断明确是主干动脉闭塞，就要准备好支架和带球囊的导引导管等。

# ● 标准技术

## 导引导管

首先放置导引导管。如果是前循环，作者使用的是带有 9Fr 球囊的导引导管，如果是后循环，则使用普通的 8Fr 导引导管。这是为了与直径较小的椎动脉（Vertebral Artery，VA）尺寸一致，管腔与带有 9Fr 球囊的导管一样，可使用所有血栓回收用导管。

另外，由于老年人较多，导引导管往往到位困难。根据大动脉的形状，Ⅲ型弓和牛角弓时不要拘泥于传统方法，可使用肱动脉穿刺术和 6Fr SY6 导管，8Fr Neuro EBU 将导管引导至远端后，使用硬泥鳅导丝交换送入导引导管。

## 微导丝

微导丝的形状采用 J 形或小 J 形。如果为颈内动脉（Internal Carotid Artery，ICA）或 MCA M1 近端闭塞，J 形微导丝可以在不进入穿通支的情况下可安全迅速引导，但如果血栓坚硬通过困难，有时难以引导到 M2 分支，在这种情况下，小 J 形在引导时的安全性和超选性具有突出优点。

## 导管的引导和选择

取栓用导管与普通微导管相比直径较大，由于微导丝与导管或导管之间的阶梯（Ledge），引导常常变得困难。取栓用导管的各个尺寸如表 12-3 和表 12-4 所示。在 Ledge 难以引导的情况下，可以选择更粗的微导丝，或者改变内导管等消除导管卡住的地方的 Ledge 的装置变更，就容易顺利进行。对于血管迂曲严重，引导不能时，可以在将带有球囊的导管充气锚定后（球囊锚定技术）进行导管的引导，应该注意不要过度推送导管，因为会增加血管损伤的风险。

目前的取栓装置有 2 种，一种是 Stentriver 和 Penumbra®，另一种是 Aster Trial，两种方式的再通率，再通时间没有明显的差别。在了解各自的优缺点后进行设备选择，就能更快更安全地恢复血管再通。

表 12-3　Penumbra 5MAX ACE™ 60 与各种导管的关系

| 导管名称 | 5MAX ACE™ 60（外径 5.4Fr） | 3MAX™ | Tactics | Marksman™ | Rebar 18 | TrevoPro 18 | PROWLER Selectplus |
|---|---|---|---|---|---|---|---|
| 规格 | 前端内径 | 前端外径 | | | | | |
| 规格 | 0.060in 1.52mm | 3.8Fr 0.050in 1.27mm | 3.2Fr 0.042in 1.07mm | 2.8Fr 0.037in 0.95mm | 2.4Fr 0.031in 0.79mm | 2.4Fr 0.031in 0.79mm | 2.3Fr 0.030in 0.75mm |
| | | | | | | | |
| 与 ACE 60 的阶梯差 | | 0.010in 0.25mm | 0.018in 0.45mm | 0.023in 0.57mm | 0.029in 0.73mm | 0.029in 0.73mm | 0.030in 0.77mm |

表 12-4　Penumbra 4MAX™ 与各种导管的关系

| 导管名称 | 4MAX™（外径 4.3Fr） | Marksman™ | PX SLIM™ | Rebar 18 | TrevoPro 18 | PROWLER Selectplus |
|---|---|---|---|---|---|---|
| 规格 | 前端内径 | 前端外径 | | | | |
| 规格 | 0.041in 1.04mm | 2.8Fr 0.037in 0.95mm | 2.6Fr 0.034in 0.87mm | 2.4Fr 0.031in 0.79mm | 2.4Fr 0.031in 0.79mm | 2.3Fr 0.030in 0.75mm |
| | | | | | | |
| 与 4MAX 的阶梯差 | | 不可插入 | 0.007in 0.17mm | 0.010in 0.25mm | 0.010in 0.25mm | 0.011in 0.29mm |

在日本可使用的取栓支架有 Solitaire™ FR、Trevo XP 和 Revive SE 3 种。各自的特点和尺寸如表 12-5 所示。

取栓支架最大的优点是导管引导容易。即使是最大的 6mm 的支架，只要内腔为 0.027in 的微导管就可以使用，因此可以减少微导管无法引导的情况，实现快速、安全的引导。另外，通过留置支架还可实现立即再灌注（利用留置的支架实现暂时性恢复），特别是对希望尽快恢复灌注的 ICA 和 MCA 的近端部位非常有用。另一方面，如果用支架回收位于迂曲远端血管中的血栓，由于取栓过程中对血管的拉伸，容易引起出血性并发症。为了减少该风险可以将 Penumbra® 作为中间导管使用，或者使用更小直径的支架等办法（图 12-2）。

此外，还需要了解取栓支架是如何取栓的。多数血栓位于支架和血管壁之间，血栓几乎没有完全被夹持在支架内（图 12-3）。在注意远端血管走行的同时，尽量在血栓区域展开支架，缓慢地回收支架，这是提高再通率的诀窍。

### 表 12-5　各种支架的比较

| | 设计 | 尺寸 | 活动区域 | 支架的可视性 | 目标血管直径 | 推荐导管内腔 |
|---|---|---|---|---|---|---|
| Solitaire™ FR | 构成支架的薄片重叠的结构 | 4×15/4×20<br>6×20/6×30 | 15/20<br>20/30 | 无 | 2~4mm<br>3~5.5mm | 0.021in<br>0.027in |
| Solitaire™ | 相对于血管壁在垂直方向上具有纵向延伸的结构 | 3×20<br>4×20/4×30<br>6×25 | 20<br>20/30<br>25 | 有 | <3mm<br><4mm<br><6mm | 0.018in<br>0.021in<br>0.027in |
| FR | 篮筐的头是闭着的封闭式篮子设计 | 4.5mm 的尺寸 | 22mm（最大展开时）<br>28mm（最小展开时） | 无 | 1.5~5mm | 0.021in |

## 图 12-2　支架回收的注意事项

在迂曲的血管中留置支架时，当支架打开时（a）是沿着血管走行开放，回收支架时血管呈直线形（b），在这种情况下容易发生出血性并发症。为了避免这种情况（c），建议采用 Penumbra 作为中间导管，将血管的伸展变形控制在最低限度，这非常重要

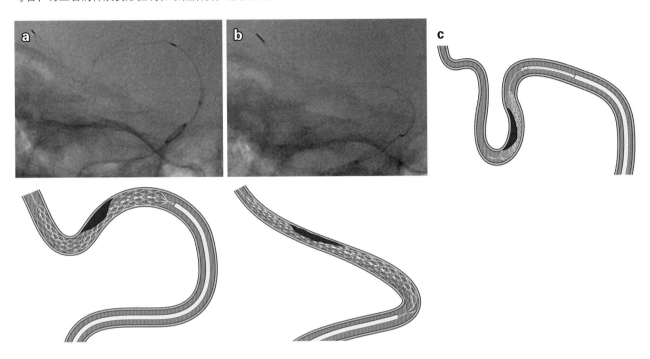

## 图 12-3　支架取栓的机制

（a）在闭塞部展开支架时，血栓几乎不会像（b）那样完全进入支架内，多数情况下，而是像（c）那样位于血管壁和支架之间。回收时（d），一边想象支架和血管壁之间有血栓，一边进行手术

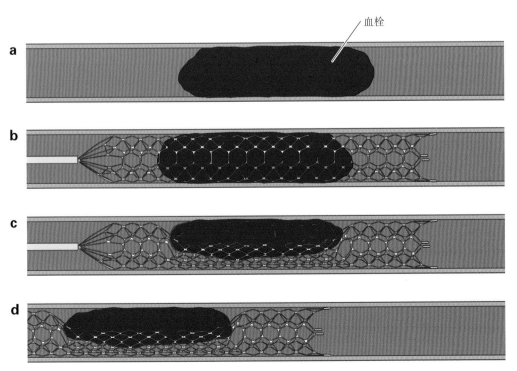

## ▌Penumbra® 系统

Penumbra® 系统中的重新开通疗法，不是以往的 Separator 的方法，一般采用一边吸入血栓一边从导管中拔出的直接吸入法（A Direct Aspiration First Passtechnique，ADAPT）进行治疗。为了提高再开通率，要点是尽量选择大口径的 Penumbra® 导管。通过导引导管进行造影时，造影剂往往只能到达血栓的近端，因此将导管引导到比造影剂到达部分稍远的位置是非常重要的。

另外，由于是抽吸和回收血栓的系统，所以需要注意血管的轴。在可以对血栓进行同轴吸引的直线部分，取栓率非常高，但在与血栓轴难以重合的弯曲部分，吸力很难传递到血栓，取栓率降低（图 12-4）。在这种情况下，要有意识地将导管拉得远一些，使吸力充分地传导到血栓上，或者配合使用支架治疗效果好。

Penumbra® 由于导管的大口径，有时难以导引导管。特别是在 ICA 虹吸部角度陡峭的情况下，引导变得困难的情况较多，因此在这种病例中，应尽量采用边缘较少的导管组合引导，或采用球囊锚定技术引导。另外，如果无论如何都难以进行引导，从微导管闭塞部展开支架锁定的状态下，进行 Penumbra® 的导管，容易引导。另一方面，与回收相关的出血性并发症的可能性非常低，而且不需要将导管引导到无法通过造影确认的血栓的远端。

### 图 12-4　Penumbra® 导管的注意事项

血栓位于直线部分时（a），Penumbra® 系统的吸引力充分传达到血栓，使血栓容易被取出。另一方面，当血栓位于弯曲部分时（b），吸力很难传导到血栓上，所以很难取出

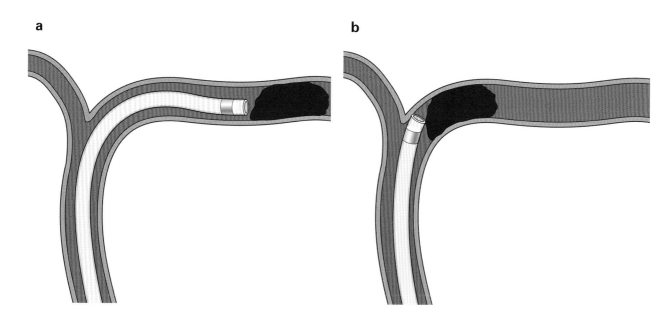

a　　　　　　　　　　　　　　b

## Penumbra® 导管和支架之间的组合

当血栓夹在分枝部或远端部时，Penumbra® 也有单独导管或取栓支架无法再通过的情况。在这种情况下，CAPTIVE10）和 Aspiration-Retriver Technique for Stroke（ARTS）和 Penumba® 的合用方法是有用的（图 12-5）。

另外，当血管严重迂曲和导管难以引导的情况时，Penumbra® 导管作为中间导管使用，通过在导管内回收支架的形式进行治疗，可以减少由于血管位移引起的出血性并发症，也可以通过 Penumbra® 再次输送导管。

## 术后管理

术后应立即进行头部 CT，评估梗死灶及出血性并发症。

在完全恢复再通的情况下，降压可以降低脑栓塞扩大的风险，同时为了防止迟发性出血，应积极降压。如果术后 CT 发现有广泛的造影剂外渗或明显的出血性并发症，可使用硫酸精胺中和肝素，并进一步降压。

## 图 12-5　Penumbra® 导管和支架的联用（CAPTIVE）

将微导管引导至血栓的远端（a），打开支架，一边进行 Penumbra® 导管的抽吸（b），一边将导管引导至血栓远端（c）。当处于 wedge 状态时，将支架和 Penumbra® 一起回收（d）

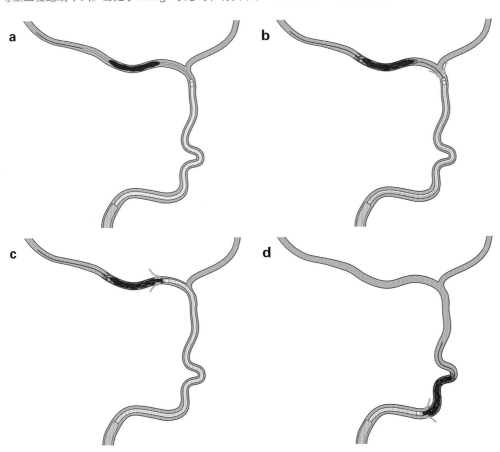

## 治疗方法

首先，将导管尽可能引导至远端部位，但如果导管前端弯曲，则无法充分地进行吸引，导致远端栓塞，因此要调整前端位于血管的平直部分。

接着进行血管造影。首先对整个颅内进行造影，确认闭塞部位、无血管区域以及侧支血液循环。接着进行放大造影。此时，必须将导引导管放置在拍摄范围内。

接着将微导丝塑成 J 形。如果为预塑 J 形，前端也应稍微弯曲，就可以避免误入穿通支，而且还可以超选进入远端分支。

在进行导管引导时，利用刚才制作的 J 形微导丝，将微导丝和导管一起推进。

首先关注侧位影像，确认眼动脉（Ophthalmic Artery，OphA）分支部或后交通动脉（Posterior Communicating Artery，PCoA）分支部，脉络丛前动脉（Anteriorchoroidal Artery，AChA）分支部，充分确认避免误入这些分支，另外，一边确认微导管是否卡在分支起始部，一边推进。微导丝到达 ICA 远端后，关注正位图像，一边确认是否误入 MCA 的穿通支一边引导微导管前进。微导丝前端不要置于 M1，而要到达 M2 后再进行导管的引导，这样可以防止因跳跃上升而误入穿通支，而且导管的引导也容易进行。

## 取栓支架的展开和回收方法

首先，将微导管引导至血栓足够远的位置，通过微导管和导引导管进行双造影，确认闭塞部位。接着，从微导管开始进行支架的引导和展开，将血栓尽量调整到支架的近端位置，这样血栓更容易被回收。另一方面，如果在蜿蜒的 M2 和 M3 打开支架，则容易引起出血性并发症，但通过调整支架位置或以 Penumbra® 导管作为中间导管使用，可以一定程度上减轻出血性并发症风险。

Solitaire™ FR 由于是叠加结构，所以只要单纯打开就没有问题，而 Trevo XP 和 Revive SE 在展开支架时，采用推拉法（图 12-6）更能获得支架良好的扩张能力。这不是在展开支架时简单地回撤导管来实现（图 12-6a），而是通过推进的方法进一步打开支架（图 12-6b）。在支架前端 1/3 左右展开之前，推动支架系统的力度不要太大，这样更容易调整支架的位置。在支架前端 1/3 左右展开后，保持支架不动，以导管的反冲作用使其顺畅的展开。

接着回收导管。回收要缓慢进行，理想状态是支架以一定速度缓慢移动。特别是在近端 ICA 的血管直径变大，如果过早回收，有可能因血栓脱落而引起远端栓塞的危险，因此，加强导引导管的吸力的同时，缓慢地回拉支架是非常重要的。

在严重弯曲的部位展开时，会感到非常强烈的阻力。在这种情况下，如果强行拉拽的话，引起出血性并发症的风险很高，所以最好先按压支架，使血管位置恢复到原来的状态后再进行操作。

图 12-6 推拉法

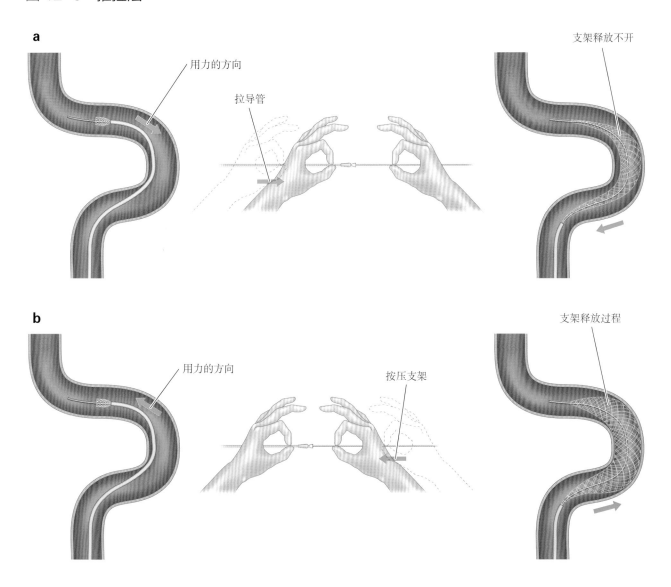

## ▌Penumbra® 系统的回收方法

由于 Penumbra® 系统的大口径，有时难以引导。这种情况多发生在 ICA 虹吸部，特别是在 OphA 分支部，导管被卡住，导致引导困难。这时，将微导丝引导至 M2，使用较硬的部分进行微导管的引导，就可以实现顺畅的引导。另外，如果过度推送导管而使导管通过血管的大弯侧，则容易导致其卡在分支处。如果将微导丝和导管引导到足够远的位置，就可以通过内侧达到最短的路线。稍微拉动微导丝和导管，尽量通过血管的小弯侧，导管的前进就会变得顺畅。尽管如此，如果导管的引导仍有困难，则可以使导管的前端球囊膨胀后进行引导，但此时也要十分注意导管不要过度推送。另外，如前所述，将导管前端引导到造影剂停滞的稍远的位置进行操作，就容易再通。

开始抽吸后等待 90s 后会慢慢回收导管，此时如果导管完全封堵，血液无法返回，则继续慢慢回收，但回收途中不能完全封堵，血液一点一点地恢复过来，则认为是将血栓导入导管内，稍等片刻，再次进入封堵状态后再慢慢回收，血栓就不会有脱落，可以得到很高的再通率。

### 参考文献

[1] Berkhemer OA et al. A randomized trial of intraarterial treatment for acute ischemic stroke. N Engl J Med 2015; 372: 11-20.

[2] Goyal M et al. Randomized assessment of rapid endovascular treatment of ischemic stroke. N Engl J Med 2015; 372: 1019-1030.

[3] Saver JL et al. Stent-retriever thrombectomy after intravenous t-PA vs. t-PA alone in stroke. N Engl J Med 2015; 372: 2285-2295.

[4] Campbell BC et al. Endovascular therapy for ischemic stroke with perfusion-imaging selection. N Engl J Med 2015; 372: 1009-1018.

[5] Jovin TG et al. Thrombectomy within 8 hours after symptom onset in ischemic stroke. N Engl J Med 2015; 372: 2296-2306.

[6] Powers WJ et al. 2015 American Heart Association/American Stroke Association Focused Update of the 2013 guidelines for the early management of patients with acute ischemic stroke regarding endovascular treatment: a guideline for healthcare professionals from the American Heart Association/American Stroke Association. Stroke 2015; 46: 3020-3035.

[7] Noqueira RG et al. Thrombectomy 6 to 24 hours after stroke with a mismatch between deficit and infarct. N Engl J Med 2018; 378: 11-21.

[8] Albers GW, et al. Thrombectomy for Stroke at 6 to 16 Hours with Selection by Perfusion Imaging. N Engl J Med 2018; 22; 378(8): 708-718.

[9] Powers WJ, et al. 2018 Guidelines for the Early Management of Patients With Acute Ischemic Stroke: A Guideline for Healthcare Professionals From the American Heart Association/American Stroke Association. Stroke 2018; 49(3): e46-e110.

[10] Lapergue B et al. Effect of endovascular contact aspiration vs stent retriever on revascularization in patients with acute ischemic stroke and large vessel occlusion: The ASTER randomized clinical trial. JAMA 2017; 318: 443.

[11] Turk AS et al. Initial clinical experience with the ADAPT technique: a direct aspiration first pass technique for stroke thrombectomy. J Neurointerv Surg 2014; 6: 231-237.

[12] McTaggart RA et al. Continuous aspiration prior to intracranial vascular embolectomy (CAPTIVE): a technique which improves outcomes. J Neurointerv Surg 2017; 9: 1154-1159.

[13] Massari F et al. ARTS (Aspiration-Retriever Technique for Stroke): Initial clinical experience. Interv Neuroradiol 2016; 22: 325-332.

[14] Shirakawa M, Yoshimura S, Uchida K, et al. Relationship between Hemorrhagic Complications and Target Vessels in Acute Thrombectomy 2017; J Stroke Cerebrovasc Dis; 26(8): 1732-1738.

# 第十三章　急性期脑栓塞　粥样硬化性血栓性脑栓塞

别府干也　兵库医科大学脑神经外科学讲座

## 前言

与心源性脑栓塞相比，动脉粥样硬化性血栓性脑栓塞（Atherothrombotic Braininfarction，ATBI）常因血管严重迂曲难以开通，开通后即刻发生再闭塞需要进行经皮腔内血管成形术（Percutaneous Transluminalangioplasty，PTA）或支架置入术等补救性治疗也很常见。另外，串联病变的情况下，在实际临床工作中，虽然在术前常不能诊断病变类型，但是对于治疗的顺序需要迅速做出判断，所以请参考本章，对其应对方法进行图像训练。

## 脑血管内治疗

### ATBI

日本的 RESCUE-Japan Registry 2 数据显示，发病后 24h 内的脑主干动脉闭塞患者中，约 20% 为 ATBI。针对 ATBI 的再通治疗与心源性脑栓塞的情况相比，动脉硬化引起的血管严重迂曲的病例较多，再通率较低，再通时间也较长。另外，治疗中存在各种各样的隐患。为了提高治疗效果，需要有足够的知识，熟练掌握器械操作、组合和治疗策略。

### 诊断

是否为 ATBI 需要参考有无心房颤动、有无糖尿病、年龄、其他血管的动脉硬化等各种信息进行综合判断，但在术前无法诊断的情况也很多（表 13-1）。因此，在大多数情况下使用支架和抽吸装置后发现狭窄，并判断是否进行 PTA。也有报告称，在 ATBI 中使用支架治疗时，仅 13% 不能再通，血管破裂等围手术期并发症发生率为 28%，13 例全部得到良好的再通。如果在治疗前怀疑 ATBI 的话，应该先行 PTA 等。

本章以 PTA 及颅内支架置入术为中心进行概述。

## ● 治疗

# PTA

　　PTA 治疗颅内动脉狭窄的风险比颈内动脉（Internal Carotidartery，ICA）相比要高得多。首先通过脑血管造影评估相邻的血管直径，这是防止血管破裂和夹层的重要步骤。后循环时，由于对侧椎动脉（Vertebral Artery，VA）血流的稀释，有时会变成层流，如果有 3D-CTA 的话可以参考。球囊直径通常选择闭塞近端血管直径的 50%~80%，扩张压力以 2~4 个气压为基础。另外，球囊的扩张必须非常缓慢（间隔 30s 至 1min 增加 1 个气压）。如果不能得到充分的扩张，则根据情况选择中止手术、增加球囊直径或放置支架。

　　现在，总结可以用于颅内血管的球囊及其特征（表 13-2）。

### 表 13-1　ATBI 的常见因素

- 过去曾有 TIA 发作或本次病情呈进行性加重
- 多发动脉硬化性病变
- 检查提示有陈旧性梗死灶
- 侧支循环充分建立
- 病变周围有钙化病变
- 磁敏感血管征（Susceptibility Vessel Sign，SVS）阴性

### 表 13-2　颅内血管球囊的比较

| | | UNRYU Xp | | | | Gateway® | | | | | | | | | | | |
|---|---|---|---|---|---|---|---|---|---|---|---|---|---|---|---|---|---|
| 类型 | | 快速交换型 | | | | 整体交换型（OTW） | | | | | | 快速交换型 | | | | | |
| 尺寸 | 扩张直径（mm） | 1.5 | 2.0 | 2.5 | 3.0 | 1.5 | 2.0 | 2.5 | 3.0 | 3.5 | 4.0 | 2.0 | 2.25 | 2.5 | 3.0 | 3.5 | 4.0 |
| | 长度（mm） | 10 | 10 | 10 | 10 | 9 | 9 | 9 | 9 | 9 | 12 | 9 | 9 | 9 | 9 | 9 | 12 |
| | | | | | | | | | | | | 12 | | 12 | 12 | 12 | |
| | | | 15 | 15 | 15 | | 12 | 12 | 12 | 12 | | 15 | | 15 | 15 | 15 | 20 |
| | | | | | | | | | | | | 20 | | 20 | 20 | 20 | |
| 有效长度（cm） | | 150 | | | | 135 | | | | | | 140 | | | | | |
| 与 ACE 兼容 | | ○ | | | | × | | | | | | × | | | | | |
| 标准大气压（atm） | | 6 | | | | 6 | | | | | | 6 | | | | | |

- UNRYU 或 Gateway® 球囊的最小直径是 1.5mm（球囊上只有单个标志）
- UNRYU 球囊的推送杆长度是 150cm，可用于远端末梢病变
- 在更粗的血管、长病变的情况下，Gateway® 球囊可选择的规格更多
- 只有 UNRYU 球囊能和 ACE 导管兼容

## 支架置入术

PTA 后即刻血管弹性回缩、夹层、急性闭塞等严重情况时，必须紧急进行颅内支架置入术。对急性主干动脉闭塞采用支架置入术有效的报道很多（表 13-3），但在日本尚未得到批准。Wingspan®（Stryker）被 FDA 承认可用于症状性颅内主干动脉狭窄患者进行 PTA 治疗时，术中发生血管夹层、急性闭塞等情况下，可紧急置入支架。另外，脑动脉瘤栓塞术辅助支架——Enterprise® Vrd（Codman & Shurtleff/Johnson & Johnson），Neuroform® Atlas（Stryker），Lvis®，Lvis® Jr.（MicroVention/Terumo），冠脉专用支架也可以使用（表 13-4）。尺寸以"狭窄处近端或远端血管直径较大的一侧 +0.3mm 左右"为基准。长度以"覆盖远近端两侧正常血管各 3mm 以上"）为基准。当然，在置入支架前应先服用阿司匹林（200mg）和硫酸氯吡格雷（300mg）。

与 ICA 处理原则不同，颅内动脉狭窄 PTA 治疗时，只有残余狭窄超过 50% 时才需要后扩张。在进行后扩张时，要注意球囊被支架卡住而导致支架移动的风险。据报道，Wingspan® 支架约 10 个月的随访调查显示，约有 33% 的患者发生支架内再狭窄，而且 15% 的患者为症状性。此外，有报道显示 PTA 术后 30 天内的脑卒中或死亡率为 3.3%，支架置入术相关并发症发生率为 10.2%。考虑到支架再狭窄的风险较高以及加大抗栓力度导致出血性并发症增加，如果可能的话，建议急性期仅行 PTA 治疗。

### 表 13-3 颅内主干动脉急性闭塞的颅内支架置入术

| | | Elad I. Levy 等 | Yoon W 等 | | Sami Al Kasab 等 | |
|---|---|---|---|---|---|---|
| 病例数（n） | | 20 | 172 | | 228 | |
| 设计 | | 针对急性主干动脉闭塞，采用与疾病型无关的支架（Wingspan®）进行积极的单组试验 | ATBI（A）和血栓性（B）脑栓塞治疗效果的比较 | | ATBI（A）和血栓性（B）脑栓塞治疗效果的比较 | |
| | | | A（40） | B（132） | A（36） | B（192） |
| NIHSS（中位数） | | 13 | 10 | 12 | 13 | 15 |
| 手术 | | 支架（Wingspan® 或 ENTREPRISE®） | PTA 支架 | Solitaire™ 或 Penumbra® | PTA 支架 | Solitaire™ 或 Penumbra® |
| 结果 | 再通率（TICI ≥ 2b 或 rTIMI ≥ 2） | 100% | 38（95%） | 108（81.8%） | 22（64.7%） | 182（95.3%） |
| | 预后良好 | 30 天后　mRS ≤ 1 | 90 天后　mRS ≤ 2 | | 90 天后　mRS ≤ 2 | |
| | | 9（45%） | 25（62.5%） | 51（38.6%） | 14（42.4%） | 97（55.8%） |
| | 症状性颅内出血 | 1（5%） | 3（7.5%） | （3.0%） | （11.1%） | 18（9.8%） |

## 表 13-4　颅内支架的比较

| | Neuroform® Atlas | | | ENTERPRISE® VRD 2 | Wingspan® | | | | |
|---|---|---|---|---|---|---|---|---|---|
| 外观 | | | | | | | | | |
| 材质 | 镍钛合金 | | | 镍钛合金 | 镍钛合金 | | | | |
| 类型 | 开环 自我扩张 激光雕刻 | | | 闭环 自我扩张 激光雕刻 | 开环 自我扩张 激光雕刻 | | | | |
| 扩张力 | △ | | | △ | △ | | | | |
| 高度弯曲 | ○ | | | ○ | ○ | | | | |
| 尺寸　扩展直径（mm） | 3 | 4 | 4.5 | 5 | 2.5 | 3 | 3.5 | 4 | 4.5 |
| 尺寸　长度（mm） | 21 | 21 | 21 / 30 | 14 / 13 / 26 / 34 | 9 / 15 | 9 / 15 / 20 | 15 / 20 | 15 / 20 | 15 / 20 |
| 推荐血管直径（mm） | 2≤血管直径≤4.5 | | | 2.5≤血管直径≤5.0 | 2＜血管直径≤4.5 | | | | |
| 输送系统直径（in） | 0.0165 | | | 0.021 | 0.027 | | | | |
| 闭环 | × | | | ○ | × | | | | |
| 保险批准 | × | | | × | ○ *1 | | | | |

| | Integrity | | | | | | LVIS® | | | LVIS® Jr | |
|---|---|---|---|---|---|---|---|---|---|---|---|
| 外观 | | | | | | | | | | | |
| 材质 | CO-Ni-Cr-Mb | | | | | | 镍钛合金 | | | 镍钛合金 | |
| 类型 | 球囊 | | | | | | 闭环 自我扩张 叶片式设计 | | | 闭环 自我扩张 叶片式设计 | |
| 扩张力 | ○ | | | | | | △ | | | △ | |
| 高度弯曲 | △ | | | | | | ○ | | | ○ | |
| 尺寸　扩展直径（mm） | 2.25 | 2.5 | 2.75 | 3 | 3.5 | 4 | 3.5 | 4.5 | 5.5 | 2.5 | 3.5 |
| 尺寸　长度（mm） | 8 / 12 / 14 / 18 / 22 | 8 / 12 / 14 / 18 / 22 | 8 / 12 / 14 / 18 / 22 / 26 | 9 / 12 / 15 / 18 / 22 / 26 / 30 | 9 / 12 / 15 / 18 / 22 / 26 / 30 | 9 / 12 / 15 / 18 / 22 / 26 / 30 | 17 / 22 | 18 / 23 / 32 | 30 / 33 | 13 / 17 / 23 / 34 | 18 / 23 / 28 / 33 |
| 推荐血管直径（mm） | 2.25＜血管直径≤4.0 | | | | | | 2.5≤血管直径≤5.5 | | | 2.0≤血管直径≤3.5 | |
| 输送系统直径（in） | — | | | | | | 0.021 | | | 0.017 | |
| 闭环 | — | | | | | | ○ | | | ○ | |
| 保险批准 | × | | | | | | × | | | × | |

*1：仅限于对 PTA 时发生的血管剥离，急性闭塞或截断闭塞的处理（救援支架）

## ● ICA 狭窄症合并颅内动脉闭塞的病例如何处理？

据报告，ICA 狭窄合并颅内动脉闭塞的病例高达 10%~41%。对于这样的病例，要从颅内外远近端哪一侧先进行治疗，必须在熟悉顺向操作和逆向操作两种方法的优缺点的基础上进行决策（表 13-5）。

### 表 13-5 顺向操作和逆向操作对比

| 顺向操作（CAS→远端血栓取出术） | 逆向操作（CAS→远端血栓取出术） |
| --- | --- |
| △颅内血管恢复再通的时间会滞后 | ○颅内血管恢复再通的时间很快 |
| ○不易造成新的堵塞 | △由于反复通过 ICA 狭窄，增加远端栓塞风险 |
| ○通过在 ICA 狭窄处置入支架，有可能实现颅内血管的自发再通 | △有时很难重新置入导管（特别是出现夹层后） |
| △取栓支架在回撤过程中可能会与近端支架发生缠绕 | |

顺向操作

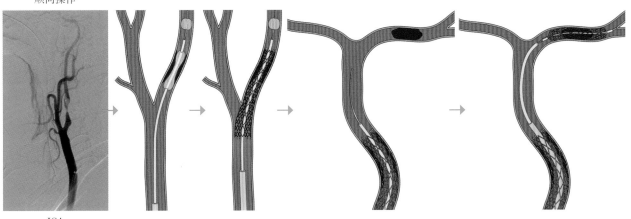

ICA
严重狭窄

逆向操作

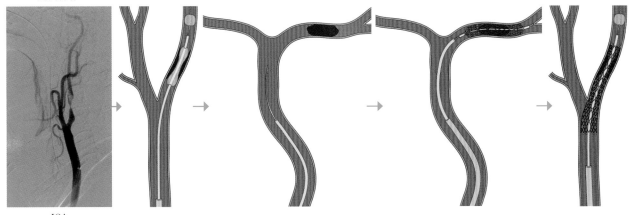

ICA
严重狭窄

## 顺向操作技术

首先，颈动脉支架置入术（Carotid Artery Stenting，CAS）前服用2种抗血小板药物。即使是紧急治疗，为了不造成新的栓塞，应在近端保护下或保护伞远端保护下放置支架。批准用于颈动脉的支架有3种（表13-6），在顺向操作技术中，为了避免与导引导管和取栓器械的干扰、易损斑块过多以及因置入支架而引起血压降低，大多数情况下推荐使用闭环支架（WALLSTENT™）。

接着进行颅内病变的治疗。如前所述，可以置入闭环支架，但如果置入开环支架的情况下，使用Penumbra® System比较安全。在使用取栓支架时，必须将球囊导管或远端通路导管（Distal Access Catheter，DAC）越过颈动脉支架。否则取栓支架可能会与颈动脉支架缠绕在一起，导致无法回收。

### 表13-6 颈动脉支架的比较

| 支架 | PRECISE® | | | | | Protégé™ | | | | | Carotid WALLSTENT™ | | |
|---|---|---|---|---|---|---|---|---|---|---|---|---|---|
| | 直线 | | | | | 直线 | | | 锥形 | | 直线 | | |
| 外观 | | | | | | | | | | | | | |
| 材质 | 镍钛合金 | | | | | 镍钛合金 | | | 镍钛合金 | | 镍钛合金 | | |
| 单元设计 | 开环 | | | | | 开环 | | | 开环 | | 闭环 | | |
| 尺寸 | 扩展直径（mm） | 6 | 7 | 8 | 9 | 10 | 8 | 9 | 10 | 6~8 | 7~10 | 6 | 8 | 10 |
| | 长度（mm） | 20 | 30 | 30 | 30 | 30 | 40 | 40 | 40 | 30 | 30 | 22 | 21 | 21 |
| | | 30 | 40 | 40 | 40 | 40 | 60 | 60 | 60 | 40 | 40 | | 29 | 29 |
| 径向力 | 强 | | | | | 强 | | | | | 中 | | |
| 自由单元面积（mm²）*1 | 7.39 | | | | | 7.19 | | | 7.19/4.48 | | 0.948 | | |
| 设备通过 | 有时困难 | | | | | 有时困难 | | | | | 容易 | | |
| 短缩 | 小 | | | | | 小 | | | | | 大 | | |
| 闭环 | 不可 | | | | | 不可 | | | | | 可 | | |

闭环适合的病变：不稳定斑块
开环适合的病变：钙化，弯曲，远端和近端血管径差大

*1：8mm（锥形为6~8mm）的支架比较

在近端保护下，只进行 PTA 后，将球囊导引导管或 DAC（Penumbra® System）放置在 ICA 狭窄处的远端。首先用取栓支架或抽吸装置治疗远端的闭塞。

颅内病变治疗结束后，在保护伞远端保护下，将球囊导引导管放置于颈总动脉（Common Carotial Artery，CCA）下，将 CAS 用的抽吸导管放置于保护伞附近进行抽吸。通过导引导管的造影来最终判断是否进行 CAS。在对球囊导引导管进行压力释放之前，也可以从抽吸导管进行逆向造影，确认有无血栓后再进行压力释放。总之，重要的是注意颈部的操作不要造成新的栓塞。

## 术后如何进行抗血栓治疗？

目前，关于血管再通后的抗栓策略，还没有明确的证据。

单独进行血管再通，根据术后有无出血来判断是否开始抗栓治疗，但也有可能引起颅内动脉内皮损伤（特别是在支架导致损伤的情况下），因此考虑应在术后立即开始使用阿司匹林等抗血小板药物。实际上，ESCAPE Trial 和 REVASCAT Trial 规定在排除脑出血后开始使用阿司匹林，直到根据病因进行以二次预防为目的的抗栓治疗为止。

另一方面，如果同时使用 rt-PA 静脉溶栓，则不建议在术后 24h 内开始使用肝素以外的抗栓治疗。

重组组织型纤溶酶原激活剂联合阿加曲班治疗急性脑卒中（ARTSS-2）的结果最近发布报道。该研究将 90 例急性脑梗死患者进行随机化分组，其中 29 例患者接受 rt-PA 静脉溶栓治疗、30 例患者接受 rt-PA 静脉溶栓 + 低剂量阿加曲班联合治疗、31 例患者接受 rt-PA 静脉溶栓 + 高剂量阿加曲班联合治疗。研究结果显示，即使联合使用阿加曲班，颅内出血概率未增加，联合治疗组的预后更好（高剂量组阿加曲班尤为明显）。基于这一结果，今后关于静脉溶栓和抗栓治疗如何组合有待于探寻新证据。

另外，术前如果合并重度狭窄的动脉硬化性病变，术后就有可能发生过度灌注，因此必须进行严格的血压管理。

## ● 治疗方法

### 通过病变的技巧

首先，重要的是确定狭窄处最佳的工作角度。其次，用微导丝探寻通过病变部位时，由于有可能引起夹层，所以不要暴力操作。通常一边确认微导丝是否顶在血管壁上，一边旋转推进通过病变。在正确把握真腔走向的情况下，导丝前端应该能够自由地转动，不发生弯曲且无阻力地推进。

### 长导丝交换的技巧

一种是在普通导丝上安装延长导丝，另一种是先撤出普通导丝，然后送入300cm的长导丝。重要的是：

· 与助手合作，使导丝始终保持稳定。

· 避免导线脱落的情况。

· 例如，将导丝的前端做成小 J 形，经常在透视下确认前端等。

### PTA 的技巧

"保守的" PTA 技术。球囊直径的选择以远端正常血管直径的 80% 为标准，极为缓慢的充盈（30s 增加 1 个大气压左右），最初用低压进行确认。如果得不到充分的扩张，则在命名压（6atm）基础上维持 30s 以上的扩张。如果不是弯曲病变，为充分覆盖狭窄部和远近端，最好选择稍长的球囊。另外，快速交换型球囊虽然到达病变部位更快，但由于同轴性差，有可能引起血管痉挛（有时会出现夹层），导致血流受阻，因此需要注意。

### 串联病变伴夹层的技巧

伴夹层的病例在通过病变时有夹层加重的可能性。因此，一旦确保真腔，就必须注意不要撤出导丝。另外，在术前有限的时间内详细评估影像，在考虑夹层可能前提下进行治疗是很重要的。

## 放置颅内支架的技巧（Wingspan®，Integrity）

为稳定导引导管，最好使用同轴或三轴系统。具体来说，最好采用 8Fr 或 9Fr 球囊导引导管 +6Fr 导引导管，尽可能放置于远端。在置入支架前，要卸力保证整个输送系统的平直，在此基础上进行最终位置调整。在使用 Wingspan® 支架时，用右手固定内芯，用左手释放支架。因为支架打开后无法复位，所以谨慎地操作是很重要的。Integrity 等冠脉支架（球囊扩张型支架）是在支架到达病变部位后进行回收气体（负压准备）。因为如果在体外进行负压回抽，在置入过程会有支架滑落的危险性。小心地开始扩张后，支架两端首先扩张（狗骨头状）。继续扩张的话，球囊会变成直线状。保持约 30s，将球囊卸压。

### 参考文献

[1] Yoshimura S, Sakai N, Uchida K, et al. Endovascular Therapy in Ischemic Stroke With Acute Large-Vessel Occlusion: Recovery by Endovascular Salvage for Cerebral Ultra-Acute Embolism Japan Registry 2. J Am Heart Assoc. 2018 Apr 25;7(9). pii: e008796. doi: 10.1161/JAHA.118.008796.

[2] Gao F, Lo WT, Sun X, et al. Combined Use of Mechanical Thrombectomy with Angioplasty and Stenting for Acute Basilar Occlusions with Underlying Severe Intracranial Vertebrobasilar Stenosis: Preliminary Experience from a Single Chinese Center. AJNR Am J Neuroradiol 2015; 36(10): 1947-1952.

[3] Levy EI, Siddiqui AH, Crumlish A, et al. First Food and Drug Administration-approved prospective trial of primary intracranial stenting for acute stroke: SARIS (stent-assisted recanalization in acute ischemic stroke). Stroke 2009; 40(11): 3552-3556.

[4] Yoon W, Kim SK, Park MS, et al. Endovascular treatment and the outcomes of atherosclerotic intracranial stenosis in patients with hyperacute stroke. Neurosurgery 2015; 76(6): 680-686.

[5] Al Kasab S, Almadidy Z, Spiotta AM, et al. Endovascular treatment for AIS with underlying ICAD. J Neurointerv Surg 2017; 9: 948-951.

[6] Zhang L, Huang Q, Zhang Y, et al. Wingspan stents for the treatment of symptomatic atherosclerotic stenosis in small intracranial vessels: safety and efficacy evaluation. AJNR Am J Neuroradiol 2012; 33(2): 343-347.

[7] Siddiq F, Chaudhry SA, Khatri R, et al. Rate of postprocedural stroke and death in SAMMPRIS trial-eligible patients treated with intracranial angioplasty and/or stent placement in practice. Neurosurgery 2012; 71(1): 68-73.

[8] Barreto AD, Ford GA, Shen L, et al. Randomized, Multicenter Trial of ARTSS-2 (Argatroban With Recombinant Tissue Plasminogen Activator for Acute Stroke). Stroke 2017; 48(6): 1608-1616.

# 第十四章　颈动脉狭窄　远端保护

高木俊范　兵库医科大学脑神经外科学讲座

## ● 前言

　　颈总动脉（Common Carotial Artery，CCA）与颈内动脉（Internal Carotid Artery，ICA）、颈外动脉（External Carotid Artery，ECA）的分叉处动脉狭窄的好发部位。

　　症状性和无症状性颈动脉狭窄的处理原则有很大不同。症状性通常被定义为在6个月内患侧颈动脉狭窄引起的脑栓塞或一过性脑缺血发作（Transient Ischemic Attacks，TIA）、一过性黑蒙。动脉硬化狭窄引起的缺血事件，多是由于动脉粥样硬化狭窄病变的斑块破裂和血栓形成脱落到远端而产生（图14-1a）。

## ● 颈动脉狭窄的诊断

### 狭窄度

　　脑血管造影是诊断狭窄度的金标准，3D-CTA也可以在一定程度上代替。另一方面，MRA很难正确判断狭窄率。颈动脉超声检查的标准是European Carotid Surgery Trial（ECST）法的测量，但北美症状性颈动脉内膜切除术试验（North American Symptomatic Carotid Endarterectomy Trial，NASCET）法的狭窄度也可以换算。

　　①狭窄度一般采用血管造影的NASCET法测量（图14-1b）；

　　②颈动脉超声的收缩期血流速度（Peak Systolic Velocity，PSV）也作为狭窄度的标准。

　　PSV 150cm/s ≒ NASCET 50%。

　　PSV 200cm/s ≒ NASCET 70%。

### 斑块性状诊断

　　近年来，可用超声和MRI测量斑块的性状，有报道认为可以预测颈动脉支架置入术（Carotid Artery Stenting，CAS）的远端栓塞风险。

#### ▶颈动脉斑块超声

　　由于可以测定狭窄度和血流速度，通过斑块的亮度可以简便地判断斑块的性状，所以非常有用。另外，可移动性斑块只能通过超声进行评价。

### ◗ 斑块的 MRI 诊断

通过 T1、T2 及 MRA 的斑块快速成像，可对斑块内出血及脂质进行评估。另外，有报道称，在 TOF-MRA 中斑块内出现高信号时，伴随斑块内出血的发生率较高。

### ◗ 颈部 CT

评估血管壁的钙化。如果进行 CTA，血管内腔和钙化的位置关系也能清晰地描绘出来。对于环形钙化病变，CAS 的扩张通常很困难。

## 冠状动脉病变或闭塞性动脉硬化症（Arteriosclerosis Obliterans，ASO）等入路的评估

在进行 CAS 时，确认入路极为重要。通过 3D-CTA 从颈动脉到腹股沟的评估简便且可靠。必须确认是否合并 ASO、胸腹主动脉动脉瘤及夹层。另外，还要确认主动脉弓的类型、钙化及有无主动脉综合征。

## 脑血流评估

在高度狭窄的病变中，由于脑血流较低的情况较多，需要进行术前评估。这是因为术后过度灌注整体发生率为 1% 左右，而血管反应性严重受损的病例发生率高达 6%。SPECT 脑血流是指安静时脑血流量（Cerebral Blood Flow，CBF）下降超过 20%，由乙酰唑胺负荷引起的血管反应性（Cerebrovascular Reactivity，CVR）不足 10% 被认为是严重受损，是过度灌注综合征的高危险人群。对于血管反应严重受损的患者，适合采用阶段性脑血管扩张术（Staged Angioplasty，SAP）。

## 图 14-1 颈动脉狭窄症与 NASCET 法

a：血栓脱落
b：NASCET 标准

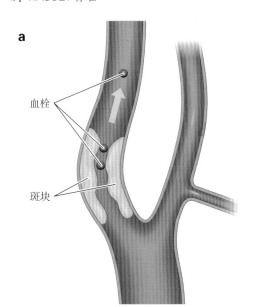
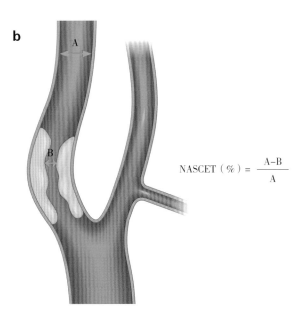

$$NASCET\,(\%) = \frac{A-B}{A}$$

## ● 颈动脉狭窄症的治疗适应证

①症状性病变：NASET 标准 50% 以上狭窄；

②无症状性病变：CEA 中 NASCET 标准 60% 以上狭窄，CAS 中 NASCET 标准 80% 以上狭窄。

NASCET 研究表明，70% 以上的症状性病变，即使进行内科治疗也有 26%/2 年的同侧脑卒中风险，50%~69% 的同侧脑卒中风险为 22.2%/2 年。

另一方面，对于无症状性病变报道显示，NASCET 标准狭窄程度超过 60% 的患者有 11.0%/5 年的同侧卒中及死亡风险（表 14-1）。但是，由于他汀类药物的应用提高了内科治疗的效果，对于无症状性病变的治疗适应证还存在争议。

## 颈动脉狭窄症的外科治疗

在高度狭窄的病例中，颈动脉内膜剥脱术（Carotid Endarterectomy，CEA）与内科治疗相比有明显优势。另一方面，关于 CAS 与 CEA 的比较，虽然在初期 RCT 中 CEA 处于优势，但随后首先报告了在 CEA 高危案例中 CAS 的非劣势，随后两个 RCT 显示出 CAS 与 CEA 的同等性（表 14-1）。

### 表 14-1　随机试验

a：CEA 的随机试验
b：CEA 和 CAS 的随机试验

**a**

| 试验名称 | 症状 | 狭窄度 | 终点事件 | 病程观察期 | 内科治疗 | CEA | P |
|---|---|---|---|---|---|---|---|
| NASCET | 症状性 | ≥ 70% | 同侧卒中 | 2 年 | 26.0% | 9.0% | < 0.001 |
| NASCET | 症状性 | 50%~69% | 同侧卒中 | 2 年 | 22.2% | 15.7% | 0.045 |
| ECST | 症状性 | ≥ 80% | 重症卒中 | 2 年 | 26.5% | 14.9% | < 0.001 |
| ACAS | 无症状性 | ≥ 60% | 同侧卒中或外科死亡 | 5 年 | 11.0% | 5.1% | 0.004 |
| ACST | 无症状性 | ≥ 60% | 全部卒中 | 6 年 | 11.8% | 6.4% | 0.0001 |

**b**

| 试验名称 | 对象 | 主要终点事件 | CAS | CEA | P |
|---|---|---|---|---|---|
| SAPPHIRE | CEA 高风险<br>症状 ≥ 50%<br>无症状 ≥ 80% | 到 30 日为止的心肌梗死、卒中、死亡 +31 日至 1 年的同侧卒中、死亡 | 12.2% | 20.1% | 0.05<br>CAS 非劣势 |
| SPACE | 症状 ≥ 50% | 到 30 日为止的同一侧卒中、死亡 | 6.8% | 6.3% | 不能证明 CAS 的劣势 |
| EVA3S | 症状 ≥ 70% | 到 30 日为止的同侧卒中、死亡 +4 年为止的同侧卒中 | 9.6% | 3.9% | 不能证明 CAS 的劣势 |
| ICSS | 症状 ≥ 50% | 到 120 日为止的卒中、死亡、手术引起的心肌梗死 | 8.5% | 5.2% | 0.006 |
| CREST | 症状 ≥ 50%<br>无症状 ≥ 60% | 围术期的同侧卒中、死亡 +4 年的同侧卒中 | 7.2% | 6.8% | 0.51<br>两组之间无显著性差异 |
| ACT-1 | 无症状 ≥ 70% | 到 30 日为止的全部卒中、心肌梗死、死亡 +1 年为止的同侧卒中 | 3.8% | 3.4% | 0.01<br>CAS 非劣势 |

## CAS

    CAS 在扩张狭窄部位时，会有斑块脱落造成脑栓塞的危险（图 14-2），因此需要使用脑保护装置。手术方式除远端保护法外，还存在后述的近端保护法，其概念如图 14-3 所示。本文将对远端保护进行说明。

### 图 14-2　CAS 中斑块脱落的风险

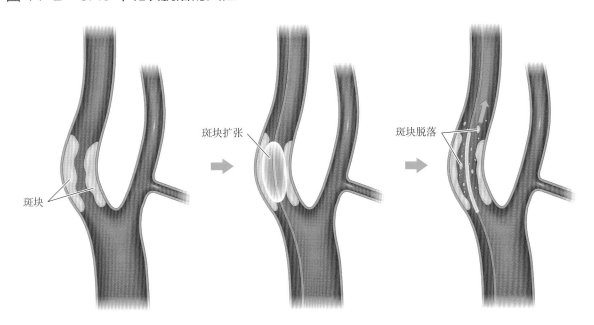

斑块扩张

斑块脱落

斑块

### 图 14-3　CAS 的远端保护方法

a：远端过滤器。用过滤器回收斑块
b：远端球囊
c：近端保护。封堵 CCA、ECA 吸出斑块

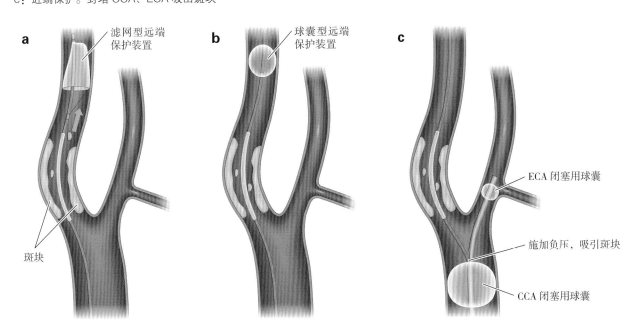

a　滤网型远端保护装置

斑块

b　球囊型远端保护装置

c

ECA 闭塞用球囊

施加负压，吸引斑块

CCA 闭塞用球囊

远端保护下 CAS 的治疗流程如下：

· 导引导管放置于 CCA。

· 远端保护装置通过病变。

· 开始远端保护。

· 球囊预扩张。

· 放置支架。

· 球囊后扩张。

· 回收远端保护装置。

## 准备

本文将介绍使用 CAS 远端保护方法所需的准备工作。首先确认口服 2 种抗血小板药，测定血小板聚集能力以确认疗效。为了使用造影剂，术前进行充分补液。特别是 CAS 情况下，在病变扩张、置入支架后容易引起低血压，因此需要充分补液。

接下来准备远端使用的保护装置。大致可分为滤网型和球囊型，其特征如下（表 14-2）。

滤网型虽然可以在保持血流的情况下进行手术，但如果遇到大量易损斑块，术中发生脑栓塞的风险就会增加。因此，假设有大量的软斑块，应该使用球囊，或者考虑后述的近端保护。

应用球囊型，缺血不耐受是主要问题。前交通动脉（Anterior Communicating Artery，Acom）和同侧的后交通动脉（Posterior Communicating Artery，Pcom）的发育不良容易出现缺血不耐受，应在球囊封堵后检查患者的症状。

CAS 容易引起心动过缓和低血压。为此，应事先准备阿托品和多巴胺。另外，虽然很少见，但偶尔也需要使用去甲肾上腺素升压，最好预先准备。另外，从预防术后灌注过度综合征的角度考虑，也应该准备降压药。

表 14-2 远端保护法和器械的特征

| 保护法 | 远端滤网法 | | | 远端球囊法 |
|---|---|---|---|---|
| 优点 | 可维持顺行性血流<br>可以进行手推造影 | | | 操作性强<br>可以捕捉小斑块和液体成分 |
| 缺点 | 无法捕捉小斑块<br>通过病变时远端栓塞的风险较大<br>存在无血流量 / 慢血流的危险<br>滤网回收时存在缺血并发症的危险 | | | 不能耐受缺血的病例很困难<br>手术中不能造影<br>存在经由 ECA 栓塞的风险<br>存在抽吸不出斑块的风险 |
| 器械的特点 | FilterWireEZ™ | SpiderFX™ | Angioguard® RX | Carotid GUARDWIRE™ PS |
| 操作性 | △ | ○<br>可以使用普通的微丝 | × | ○ |
| 捕捉斑块 | △ | △ | × | ○ |
| 器械简介 | △ | △ | △ | ○ |

## ● 标准技术

### 如何推进到目标

　　CAS 中最需要注意的是导引导管到位。需要通过血管造影并结合路径图，先将导丝放置于 ECA 主干内，然后再跟进导引导管，这样能降低误入狭窄病变的风险。由于 CAS 时的导引导管较粗，超过 8Fr 以上，所以推进时必须注意不要滑落到主动脉弓。

　　其次，采用远端保护法时，需要小心地通过狭窄部。因此，术前评估狭窄病变非常重要，应注意以下 3 点：

　　①狭窄度（设备能否安全通过）；

　　②斑块性状；

　　③颈动脉自身的弯曲（特别是狭窄的远端）。

　　滤网（Filterwire EZ™ 等）和 GUARDWIRE™ PS 的操作性相对较好，但在血管严重迂曲的情况下，通过时会比较困难。

　　特别是如果 ECA 位于 CCA 的延长线上，且 ICA 起始部严重迂曲时，通常难以通过狭窄部分（图 14-4）。

　　在这种情况下，考虑使用操作性更强的 SpiderFX™。

　　另外，高度狭窄时，可以使用微导管配合 300cm 的微导丝通过病变，通过交换技术使用小球囊进行预扩张。但是，这种情况下，在操作过程中可能会引起远端栓塞，所以最好使用近端保护。

图 14-4　难以通过病变的病例

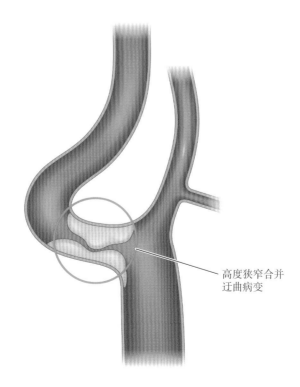

高度狭窄合并
迂曲病变

**目标部位的器械操作**

▶ **狭窄病变的通过**

首先小心地推进微导丝，使其通过狭窄部分，然后沿着微导丝跟进脑保护装置。通过狭窄病变后，将保护装置放置于ICA远端。滤网的近端比想象的要近，与球囊不同，在操作过程中会移动，因此可以稍稍放置得远一些（图14-5）。当滤网放置于岩骨水平段时不易移位。

▶ **远端保护装置的展开**

展开滤网时要牢牢地固定导丝，注意不要滑落到附近。另外，使用GUARDWIRE™时，要注意防止空气进入，进行球囊充气。对于GUARDWIRE™，首先要进行充盈测试，确认是否出现偏瘫、意识障碍等不耐受症状。

▶ **预扩张**

将球囊放置于病变部位。此时，要牢牢固定导丝防止移动。微导丝如果不用肝素加盐水充分浸湿，干燥的微导丝在操作时会产生阻力，导致器械滑落和意想不到的后果，所以要注意。

在扩张前根据路径图或之前造影时与颈椎的关系来确定狭窄部位。在GUARDWIRE™情况下，虽然在闭塞后无法造影，但可通过造影剂滞留情况进行位置确认。为了预防心动过缓，常提前注射阿托品。球囊选择要足够长，通常使用3~4cm球囊缓慢扩张（图14-6）。

图14-5　留置过滤器的注意事项　　图14-6　球囊扩张的注意事项

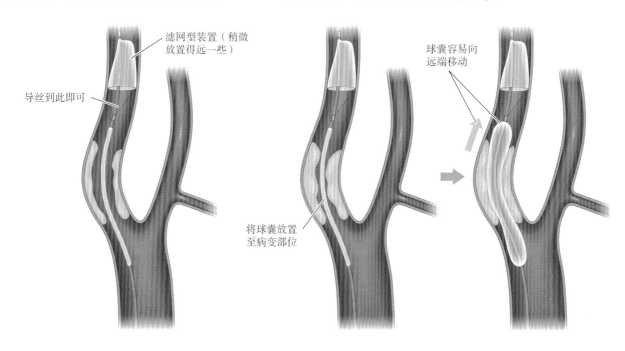

滤网型装置（稍微放置得远一些）

导丝到此即可

球囊容易向远端移动

将球囊放置至病变部位

## ▶ 支架放置

置入支架时最重要的是定位。使最狭窄的部分位于支架中心。特别是使用 WALLSTENT™ 时，留置后容易向较粗的方向移动，因此需要注意定位。另外，如果远端 ICA 有弯曲，则事先决定是在弯曲部近端展开，还是从弯曲部展开。另一方面，可以不必太拘泥狭窄部分附近的支架位置（图 14-7）。

释放支架时，还应注意以下几点：

·即使采用路径图，送入支架时血管走行也会发生偏差，因此应适当注入造影剂进行确认。

·释放支架前端时，如果遇到阻力，位置就容易移位。在使用开环支架时，一旦释放就很难调整位置，因此需要特别注意。而闭环支架则还可以在前端稍微释放后，撤回支架进行调整。在释放之前，最好确认可重置位置的标记。

## ▶ 后扩张

送入后扩张球囊时可能会与支架缠绕。在这种情况下，使用 GUARDWIRE™ 的情况下，可以将导丝稍微松动后再尝试送入球囊。如果不成功，可以试着改变导丝和导引导管的位置等，还可以尝试颈部回旋等。

## ▶ 远端保护装置的回收

回收滤网时可能会与支架缠绕。在开环支架的情况下，滤网有可能无法回收，因此要特别注意。

在使用球囊封堵时，为了不留斑块碎屑，需要很好地回抽血液。由于回抽导管也容易与支架发生缠绕，因此在抽吸时要注意避免导丝松弛弯曲。

## 图 14-7 支架放置位置

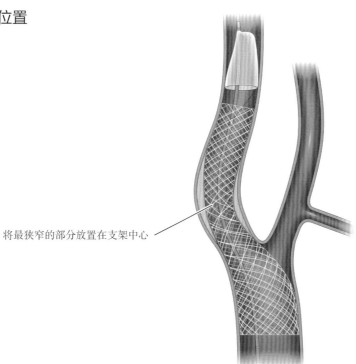

将最狭窄的部分放置在支架中心

## 并发症的危险和预防

### ▶ 血栓栓塞

多数发生在导引导管到位时及解除远端保护时，操作时要十分注意防止血栓脱落。

### ▶ 支架内血栓

在最终造影时，从各个方向仔细确认支架内腔是否有充盈缺损。如果怀疑支架内血栓或斑块突出，应按以下步骤治疗：

① Activated Cloting Time（ACT）延长的确认；

②增加抗血小板药（奥扎格雷或口服抗血小板药）；

③追加阿加曲班；

④经皮血管成形术（Percutaneous Transluminal Angioplasty，PTA）/再置入支架。

### ▶ 心动过缓、低血压

发生频繁。尤其是开环支架。术前有必要告知工作人员阿托品等药物的用量和稀释方法。

### ▶ 过度灌注综合征

发病后多应用降压药、乙烷、抗癫痫药，但疗效尚不明确。为了避免发生过度灌注，建议进行阶段性扩张（Staged Angioplasty，SAP）。

## 围手术期管理

### ▶ 血压管理

CAS 后多数情况下会出现低血压，但如果血压不下降，就要进行充分降压。特别是在术前，血管反应性严重受损的情况下，过度灌注综合征的危险很高，必须严格降压（收缩压 130mmHg 以下）。

### ▶ 过度灌注评价

术后进行脑血流检查，对影像的过度灌注进行评估。如果发现有过度灌注现象，需要进一步严格控制血压（收缩压 120mmHg 以下）。出现症状时，在降压的基础上还可进行镇静。

### ▶ 影像评估（过度灌注综合征）

除头部 MRI 外，术后也可适当进行颈动脉超声检查。因为在床旁可以得到支架内的结果，所以非常有用。颈部超声也适用于随访，可在术前测定 PSV，可为术后控制目标提供参考。

## ● 治疗方法

对快速交换式装置的器械送入/撤除方法进行说明。

### 送入

·导丝用湿纱布除去血液，使之充分湿润。

·助手将导丝的后端插入单轨式器械的前端。这时，术者为了不让导丝被拉伸，要牢牢地固定住。

·球囊露出导丝后，握住导丝使其笔直（图14-8）。如果这里有弯曲，导丝就会向前移位，所以要注意。

·让助手固定导丝，术者用右手推进单轨式器械（图14-9a），送入Y阀（图14-9b）。直到将单轨部分全部送入Y阀为止。

图 14-8　送入①

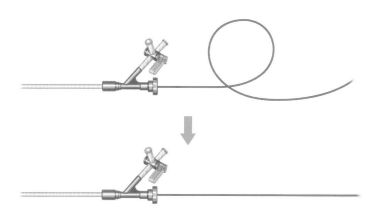

图 14-9　送入②

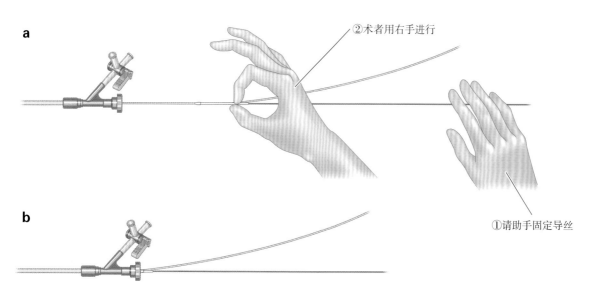

a

②术者用右手进行

b

①请助手固定导丝

· 接着术者用左手的拇指和示指牢牢固定导丝，右手插入单轨式器械（图 14-10）。透视下将其放置于适当的位置。

### 撤出

接下来说明撤出步骤：

· 首先充分润湿导丝。

· 左手牢牢地将导丝固定在刚出 Y 阀的部位，右手撤出装置（图 14-11）。一直持续到导丝尽头，然后用左手固定。

· 按照"尺蠖"的要领，一点一点地把器械撤出。将握着导丝的右手迅速移动到约 5cm 远的位置重新固定（图 14-12a），接着用左手慢慢将器械撤到右手附近（图 14-12b）。当然，前提是确保导丝不动。这项工作需要在透视下看着导丝，手边凭感觉进行。重复这个操作（"尺蠖"的运动，图 14-12c），确认器械完全从 Y 阀中撤出。设备的前端容易被 Y 阀卡住，或者前端伸出来的时候会变得弯曲，导丝容易移动，所以需要注意。请助手确认器械完全撤出，并请助手牢牢地固定导丝。在这里，术者的"导丝出来了请告诉我"，助手的"出来了，固定好了"的交流非常重要。

· 助手固定导丝，术者撤出器械，或让助手代替术者固定导丝撤出器械。

图 14-10　送入③

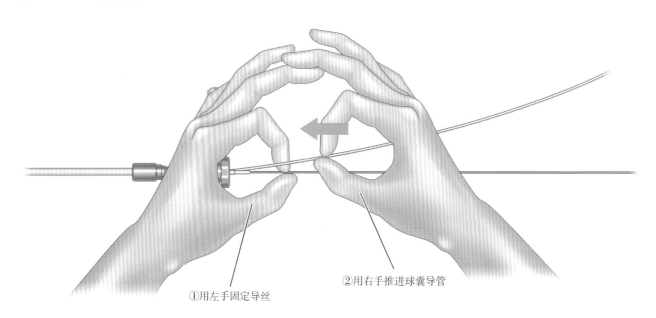

①用左手固定导丝

②用右手推进球囊导管

图 14-11 撤出①

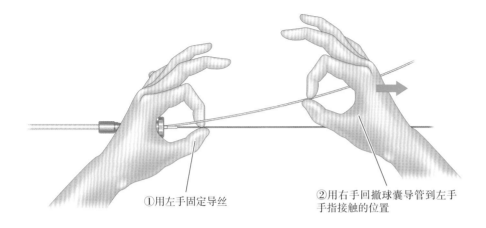

①用左手固定导丝

②用右手回撤球囊导管到左手
手指接触的位置

图 14-12 撤出②

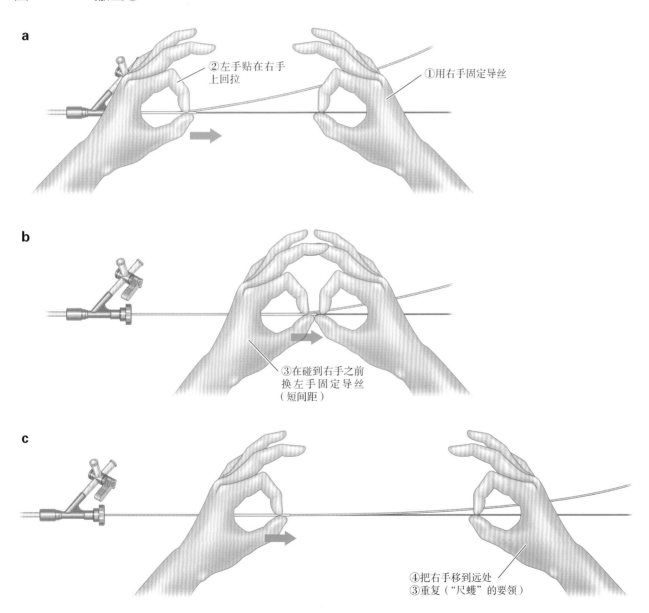

a

②左手贴在右手
上回拉

①用右手固定导丝

b

③在碰到右手之前
换左手固定导丝
（短间距）

c

④把右手移到远处
③重复（"尺蠖"的要领）

## "简单是最好的"

无论哪种治疗手段都是如此，把简单解决的事情特意复杂化是不好的。"劳而无功"，反而会成为麻烦的根源。

事情越简单越好。血管内治疗的技巧也不例外。没错，就是"Simple is Best"。

例如，大多数情况下，应该尽早排除可行性不高的方案，在出现问题之前改变策略。（吉村）

# 第十五章　颈动脉狭窄　近端保护

山田清文　兵库医科大学脑神经外科学讲座

## ● 前言

颈动脉狭窄症导致脑栓塞的发病机制有两种，一种是高度狭窄导致脑血流下降的血流动力学机制，另一种是斑块破裂导致血栓脱落阻塞脑血管的栓塞机制。不稳定斑块容易破裂，其特征为脂质核、斑块内出血、薄纤维性帽、巨噬细胞等炎症细胞的浸润。以前只讨论有无缺血症状和狭窄程度的治疗适应证，但最近开始重视评价颈动脉斑块本身的性状，特别是斑块内出血或易损斑块的破裂，很容易引发脑栓塞。另外，不稳定斑块和颈动脉支架置入术（Carotid Artery Stenting，CAS）后缺血性并发症的关系也被报道。综上所述，正确的斑块性状评价对于脑栓塞发病的预防和治疗方针的决定是非常重要的。

## 诊断

### ▶ 使用 MRI 评价斑块性状

通过体表的检查有超声和 MRI，而血管内的评估则利用血管内超声（Intravascular Ultrasound，IVUS）。其中，MRI 是最常用的术前评估斑块方法。通过使血管内腔的血流信号无信号化（黑血法），获得 T1 加强图像（T1WI）、T2 加强图像（T2WI）、质子密度加强图像（PD），可以精细地描绘斑块。具有丰富脂质池的不稳定斑块在 T1WI，TOF MRA 中 ~ 高信号。纤维性成分在 TOF 和 T1WI 下呈低 ~ 等信号。引起斑块内出血时，T1WI 和 TOF 均为高信号（图 15-1）。我们通过黑血法 T1WI 测量斑块与胸锁乳突肌的信号比，报告了高信号比组 CAS 后新发缺血事件较多。此外，3D TOF MRA 中斑块内高信号提示斑块内出血，采用该简便方法报告了与 CAS 后缺血性并发症的关系（图 15-2）。斑块组织性状与 MRI 信号强度的关系如表 15-1 所示。

### 图 15-1　黑血法中软斑块的典型病例

在 T1 加强图像（a），TOF 图像（b）中，斑块呈现明显的高信号（→）。病理图像（c，Masson 染色）与高信号部分一致，伴有大的斑块内出血的脂质核

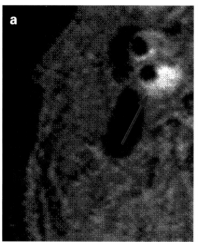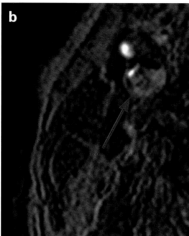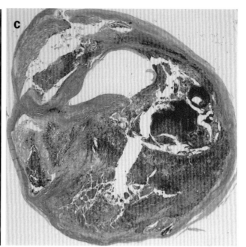

### 图 15-2　3D TOF MRA 中软斑块的典型病例

a：在斑块内发现高信号（→）
b，c：通过 Masson 染色（b）和糖嘌呤 A 染色（c）可以发现脂质核伴有大的斑块内出血

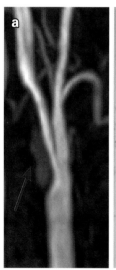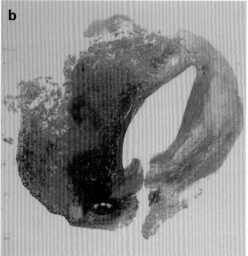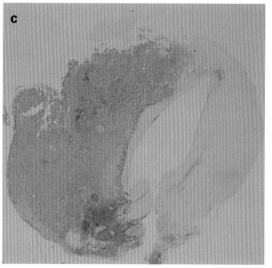

### 表 15-1　斑块组织性状与 MRI 信号强度的关系

| 斑块的组织性状 | TOF | T1WI | PD | T2WI |
| --- | --- | --- | --- | --- |
| 钙化 | 低 | 低 | 低 | 低 |
| 纤维组织 | 低～等 | 低～等 | 等～高 | 等～高 |
| 脂核（无出血） | 等 | 等～高 | 等～高 | 低～等 |
| 脂核（出血） | 高 | 高 | 高 | 高 |
| 脂核（新鲜出血） | 高 | 高 | 低～等 | 低～等 |

## ▶ 应对不稳定斑块的近端保护法

　　继远端脑保护装置之后，可以使用更可靠地捕获栓子的近端脑保护装置。这是将颈外动脉（External Carotid Artery，ECA）和颈总动脉（Common Carotial Artery，CCA）用球囊阻塞，使流向大脑的顺行性血流消失，是防止远端栓塞的方法。一种是同时使用球囊导引管和 GUARDWIRE™，另一种是使用一根导管上装有 CCA、ECA 闭塞用球囊的 MOMA 导管（Medtronic，图 15-3）。近端保护法是接近而不通过狭窄部位，因为在手术中可以逆流血液来回抽血液，因此在不稳定斑块病例中，报道显示相比使用远端保护装置，近端保护围术期微栓子信号和缺血性事件明显减少。

## 图 15-3　MOMA 导管

设置时剪影。通过用球囊阻塞 CCA、ECA 封堵顺行性血流，从而防止斑块的脱落。将停滞的血液及斑块回抽

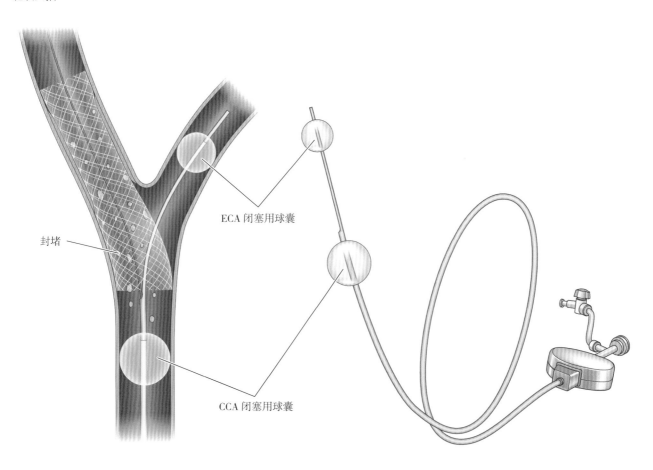

封堵

ECA 闭塞用球囊

CCA 闭塞用球囊

## 标准技术

以下将介绍使用 MOMA 导管的近端保护法。主要通过股动脉穿刺进行。全身评估后，将 MOMA 导管的前端放置于 ECA，然后将球囊置于 CCA 和 ECA 两处并进行充盈扩张（图 15-4）。在血流反流情况下，在股静脉留置 4Fr 导管，并将带过滤器的转流装置与 MOMA 导管连接。内容如下：

· 进行预扩张、支架置入、后扩张（图 15-5）。

· 利用 IVUS 确认支架扩张程度及有无夹层（图 15-6）。

· 进行脑保护装置的回收、释放球囊压力。

· 通过血管造影确认病变部的扩张程度和有无远端栓塞（图 15-7）。

· 进行止血。

### 图 15-4　MOMA 导管留置时的血管造影图像

a：正面像，封堵 CCA、ECA 球囊充盈扩张的位置（→）

b：侧面像，扩大了封堵 CCA、ECA 球囊的范围（→）。发现造影剂停滞，可以确认顺行性血流被切断（→）

c：调整 ECA 闭塞用球囊的位置，本病例将其留置在甲状腺上动脉起动部

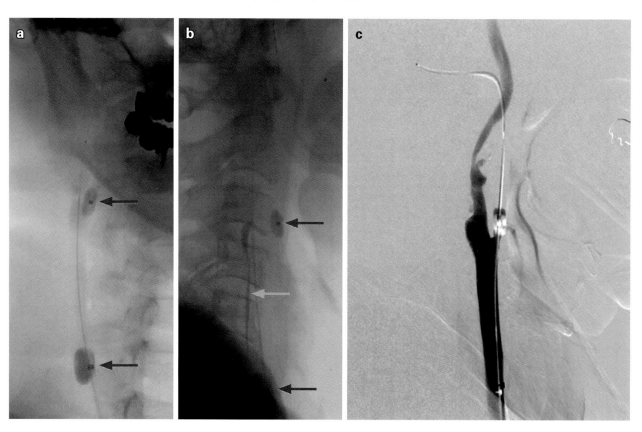

## 图 15-5 预扩张、放置支架及后扩张

a：预扩张
b：放置支架
c：后扩张

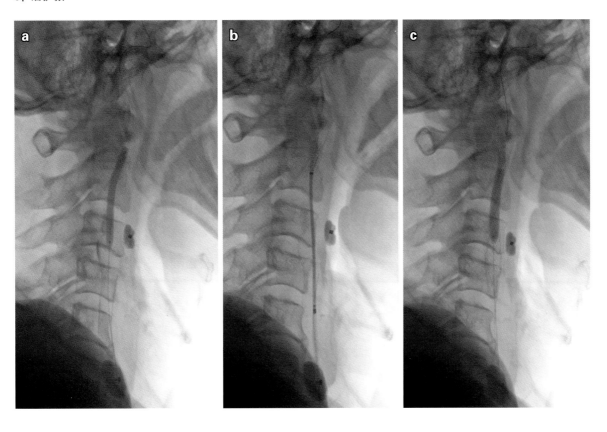

## 图 15-6 支架压紧斑块

使用 IVUS 可以确认支架内腔有无斑块突出

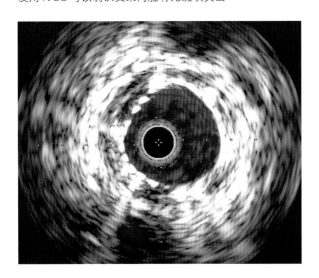

### 图 15-7　确认血管造影图像

通过颈部正面像（a）以及侧面像（b）确认支架扩张良好。颅内正面像（c）和侧面像（d）确认没有远端栓塞引起的血管缺损征象

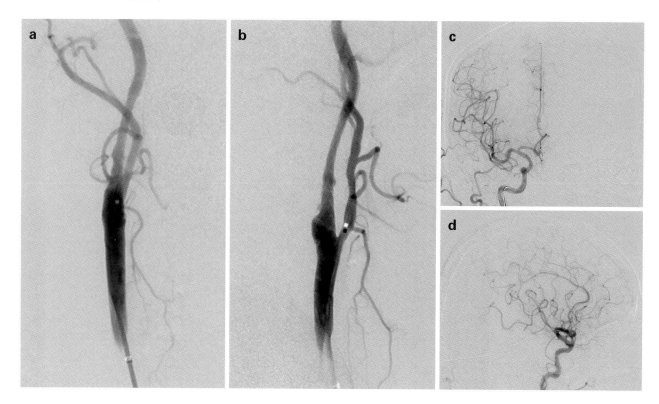

## 围手术期管理

### ◗ 术前抗血小板治疗

建议 CAS 前一周开始联合使用 2 种以上的抗血小板药。血小板聚集能力的评估对围手术期缺血性并发症的预防有益。

### ◗ 术后管理

术后的主要并发症是脑栓塞，此外还有心动过缓、低血压和过度灌注综合征等。

·心动过缓、低血压。

颈动脉分叉部的颈动脉窦受到球囊或支架的压迫而引起。如果心动过缓或低血压持续不缓解，可能需要数日注射升压剂。

·过度灌注综合征。

扩张高度狭窄的话，术后脑血流会增加。这种血流上升会引起过度灌注综合征。虽然也有头痛和不稳定症状等轻度症状，但如果引起大量脑出血就会危及生命，因此预防脑出血很重要。另外，对于通过术前检查判断为术后过度灌注综合征风险高的病例，为了不使其转变为症状性过度灌注，应充分考虑降压或阶段性扩张（Staged Angioplasty，SAP）。

# ● 治疗方法

## 将 MOMA 导管放置至 CCA 的方法

　　MOMA 导管的器械配置为 9Fr，具有 2 个球囊，因此存在置入困难的情况。这时可以尝试以下技巧。

### ▶ 将 4Fr 的导管放置于到尽可能远的位置

　　术者通过枕动脉（Occipital Artery，OA）将其放置于尽可能远的位置。

### ▶ 使用较硬的长导丝

　　由于柔软的导丝（普通的 Amplatz 等），使 MOMA 导管容易脱落到主动脉弓，所以为了获得更强的支撑力，采用了较硬的导丝（Amplatz Extra-Stiff 等）。这是为了使入路血管变直，容易引导 MOMA 导管到位。

### ▶ 从主动脉弓送入至 CCA 时要缓慢操作

　　MOMA 导管最容易脱落的位置是近端球囊进入 CCA 时。由于靠近近端球囊的位置比较硬，整个输送系统常被拉直，容易脱落到主动脉弓。因此，需要缓慢送入通过此处以防止脱落。

## 新型支架（Double-Layer Micromesh Stent）问世

　　双层网眼支架是为了预防斑块通过支架向内部脱垂现象而开发的。有报告称，CAS 后斑块脱垂与 CAS 后的缺血性并发症有关，预防斑块脱垂对减少 CAS 并发症很重要。在欧洲已经临床使用，在多个临床试验中报告了其有效性和安全性。我国现在也已开始进行临床试验。在临床试验前的预试验案例中，Mesh-Covered 支架与传统支架相比，斑块脱垂的发生频率显著降低。虽然有关中、长期再狭窄及血栓形成的数据尚不明确，但对支架内容易脱垂的软斑块病例的疗效值得期待，并具有进一步降低 CAS 围手术期并发症的可能性（图 15-8）。

## 图 15-8　双层网眼支架

该产品设计：外侧为粗网眼支架，内侧为细网眼支架的两层结构，有望起到预防不稳定斑块脱垂至支架内的作用

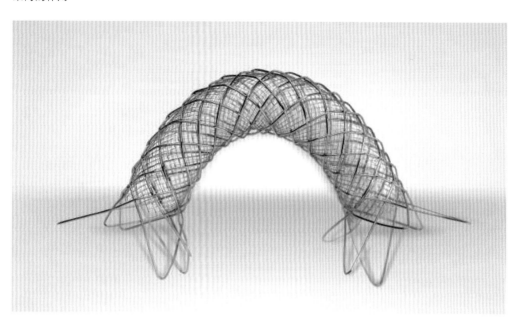

参考文献

[1]　Yoshimura S, Yamada K, Kawasaki M, et al. High-intensity signal on time-of-flight magnetic resonance angiography indicates carotid plaques at high risk for cerebral embolism during stenting. Stroke 2011; 42: 3132-3137.

[2]　Brinjikji W, Lehman VT, Huston J 3rd, et al. The association between carotid intraplaque hemorrhage and outcomes of carotid stenting: a systematic review and meta-analysis. J Neurointerv Surg 2017; 9: 837-842.

[3]　Yamada K, Kawasaki M, Yoshimura S, et al. Prediction of silent ischemic lesions after carotid artery stenting using integrated backscatter ultrasound and magnetic resonance imaging. Atherosclerosis 2010; 208: 161-166.

[4]　Yamada K, Kawasaki M, Yoshimura S, et al. Prediction of silent ischemic lesions after carotid artery stenting using integrated backscatter ultrasound and magnetic resonance imaging. Atherosclerosis 2010; 208: 161-166.

[5]　Bijuklic K, Wandler A, Hazizi F, et al. The PROFI study (Prevention of Cerebral Embolization by Proximal Balloon Occlusion Compared to Filter Protection During Carotid Artery Stenting): a prospective randomized trial. J Am Coll Cardiol 2012; 59: 1383-1389.

[6]　Montorsi P, Caputi L, Galli S, et al. Microembolization during carotid artery stenting in patients with high-risk, lipid-rich plaque. J Am Coll Cardiol 2012; 58: 1656-1663.

[7]　吉村紳一，坂井信幸，松本康史，ほか. 脳血管内治療診療指針 7: 頸動脈狭窄症. JNET 2009; 3: 56-65.

[8]　榎本由貴子，吉村紳一，山田清文，ほか. 頸部頸動脈ステント留置術における術前血小板凝集能測定の有用性. JNET 2008; 2: 188-192.

[9]　Uchida K, Yoshimura S, Shirakawa M, et al. Experience of staged angioplasty to avoid hyperperfusion syndrome for carotid artery stenosis. Neurol Med Chir (Tokyo) 2015; 55: 824-829.

[10]　吉村紳一. 脳血管内治療トラブルシューティング 脳虚血編，診断と治療社，2015; 72-75.

[11]　Kotsugi M, Takayama K, Myouchin K, et al. Carotid artery stenting, Investigation of plaque protrusion incidence and prognosis. J Am Coll Cardiol Intv 2017; 10: 824-831.

[12]　Yamada K, Yoshimura S, Miura M, et al. Potential of new generation double-layer micromesh stent for carotid artery stenting in patients with unstable plaque: A preliminary result using OFDI analysis. World Neurosurg 2017; 105: 321-326.

# 第十六章　颅内动脉狭窄

杉浦由理　市立丰中医院神经内科

## ● 前言

### 关于本疾病

　　颅内动脉狭窄主要是由动脉硬化导致的。动脉 – 动脉栓塞和脑血流下降的血流动力学机制为常见机制，患动脉粥样硬化性脑栓塞或短暂性脑缺血发作（Transient Ischemic Attack，TIA）的被称为症状性颅内动脉狭窄。对症状性颅内动脉狭窄，积极进行内科治疗，对于治疗抵抗的病例，行经皮腔内血管成形术（Percutaneoustransluminal Angioplasty，PTA）。本文概述了其诊断、治疗适应证和实际的治疗方法。

### 诊断

　　在 MRA 和 CTA 中怀疑颅内动脉高度狭窄时，通过脑血管造影进行详细检查。包括 3D–DSA 造影，测量最狭窄部位、病变的近端及远端的正常血管直径、病变长度，并通过 WASID 法计算狭窄率（图 16-1）。病变的弯曲度，有无血栓附着，狭窄处和穿支、分支的位置关系，近端血管的迂曲程度，前交通动脉（Anterior Communicating Artery，Acom）和后交通动脉（Posteriorcommunicating Artery，Pcom），软脑膜动脉吻合（Leptomineal Anastomosis，LMA）引起的侧支血流等方面进行评估。通过 CT 对病变钙化的评价也很重要。在症状性颅内动脉狭窄中，SPECT 和 PET 的脑血流评价也是必需的。

　　对于颅内动脉狭窄的形态分类，有 Mori 分类（表 16-1）。Type A 报告说 PTA 的手术成功率高，再狭窄和脑栓塞发病率低，Type C 不适合 PTA。

## 图 16-1　WASID 法的狭窄率

狭窄率（%）=［1-（狭窄处血管直径 / 正常血管直径）］×100

a：大脑中动脉（Middle Cerebral Artery，MCA）、椎动脉（Vertebral Artery，VA）、基底动脉（Basilar Artery，BA）狭窄时的正常血管直径测量位置

· 狭窄未波及目标血管的起始部时，将狭窄近端血管壁正常且不弯曲的部位作为正常血管直径
· 狭窄波及目标血管的起始部时，将狭窄远端血管壁正常、直径最大且不弯曲的部位作为正常血管直径
· 狭窄波及整个目标血管时，以主要供血血管最远端的无弯曲且血管壁正常部位为正常血管直径

b：颅内颈动脉（Internal Carotid Artery，ICA）狭窄时正常血管直径测量位置

· 海绵窦前，海绵窦及海绵窦后段的情况下，将直径最大、血管壁正常、无弯曲的海绵窦部作为正常血管直径
· 在岩骨段整体发生病变时，颅外 ICA 的最远端，血管壁正常部位为正常血管直径

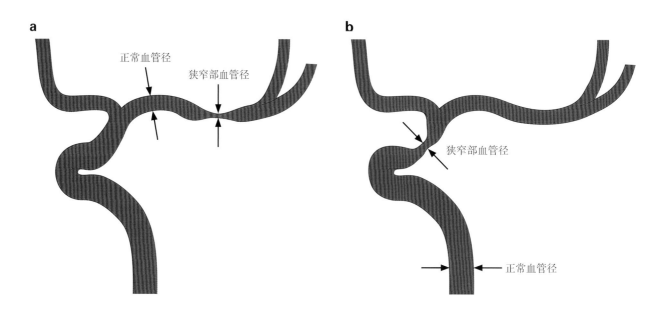

## 表 16-1　颅内动脉病变的形态分类（Mori 分类）和 PTA 的治疗成效

| 病变形态 | A 型 | B 型 | C 型 |
|---|---|---|---|
| | 病变长度 < 5mm | 5mm ≤病变长度≤ 10mm | 病变长度 > 10mm |
| | 向心性 | — | — |
| | 偏差性<br>（70% <直径< 90%） | 偏差性<br>（直径 > 90%） | — |
| | 容易到达 | 近端血管的中度迂曲 | 近端血管的高度迂曲 |
| | 轻度弯曲病变<br>（< 45°） | 中度弯曲病变<br>（45°~90°） | 高度弯曲病变<br>（> 90°） |
| | 血管壁平滑 | 血管壁不平滑 | — |
| | 几乎或完全没有钙化 | 中~高度钙化 | — |
| | 不是完全闭塞 | 完全闭塞后不足 3 个月 | 完全闭塞后 3 个月以上 |
| | 病变部没有主要分支 | 需要 2 根导丝的分支部病变 | 主要分支无法渗入病变 |
| | 没有血栓 | 有血栓 | — |
| 手术成功率（%） | 92 | 86 | 33 |
| 再狭窄率（%） | 0 | 33 | 100 |

## 治疗适应证

在无症状性颅内动脉狭窄中，缺血性脑卒中发病率低，动脉硬化危险因素的管理非常重要。合并其他心血管疾病的情况下考虑抗血小板治疗，但不推荐血管内治疗。

对于症状性颅内动脉狭窄，通过抗血小板治疗、严格的降压及降脂治疗等进行积极的内科治疗。针对复发的治疗抵抗性病例，评估 PTA 是否可行。置入 Wingspan®（Stryker）支架仅限于 PTA 时发生血管夹层、急性闭塞的紧急处理和 PTA 后的再治疗。

## 术前准备

两种抗血小板药合用（Dual Antiplatelet Therapy，DAPT）。一般情况下多使用阿司匹林 100mg/d 和氯吡格雷 75mg/d，但在日本也有使用西洛他唑 200mg/d 的情况。氯吡格雷需要 3~5 天才能发挥充分的抗血小板作用，因此在治疗前开始使用时，需要加载 300~600mg（不适用于保险）。

作为导引系统，可以使用 6Fr 导管放置球囊导管和 Wingspan® 支架。在血管重度迂曲需要强有力支撑时，采用 8Fr 或 Fr 球囊导引导管 +6Fr 导引导管更稳定。

颅内 PTA 用球囊，在日本可使用 Gateway™（Stryker）和 UNRYU（Kaneka Medix），球囊直径尺寸为正常血管直径（近端或远端较细的一端）的 70%~80%，球囊长度应能覆盖病变长度。Gateway™ 有全程沿导丝类型（OTW）和快速交换类型（RX），UNRYU 只有 RX。OTW 的跟踪性（Trackability）和推进性（Pushability）更好。Wingspan® 支架直径的选择参考正常血管直径（近端或远端更粗的一侧），支架长度的选择应比病变长度长 6mm 以上（图 16-2，表 16-2）。

## 图 16-2　Wingspan® 支架系统

a：整体结构
b：支架部

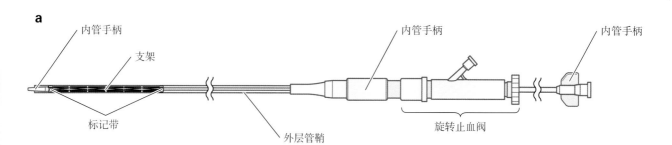

**a**

内管手柄

支架

标记带

外层管鞘

内管手柄

旋转止血阀

内管手柄

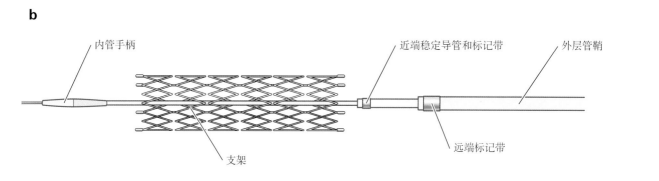

**b**

内管手柄

近端稳定导管和标记带

外层管鞘

支架

远端标记带

## 表 16-2　Wingspan® 推荐尺寸指标

为了确保覆盖病变两侧至少 3mm，应选择比病变长 6mm 以上的支架长度。根据该表推荐的尺寸和正常血管直径（近端或远端更粗的一侧），选择支架直径

| 显示支架直径（mm） | 显示支架长度（mm） | 展开后支架直径（mm） | 推荐血管直径（mm） |
| --- | --- | --- | --- |
| 2.5 | 9 | 2.8 | 2.0 ＜血管直径≤ 2.5 |
| | 15 | | |
| 3 | 9 | 3.4 | 2.5 ＜血管直径≤ 3.0 |
| | 15 | | |
| | 20 | | |
| 3.5 | 15 | 3.9 | 3.0 ＜血管直径≤ 3.5 |
| | 20 | | |
| 4 | 15 | 4.4 | 3.5 ＜血管直径≤ 4.0 |
| | 20 | | |
| 4.5 | 15 | 4.9 | 4.0 ＜血管直径≤ 4.5 |
| | 20 | | |

## ● 手术技术（图16-3）

### 治疗手段

#### ▶ 引导系统

穿刺股总动脉，留置透视。如果是前循环系统的病变，则将导引导管放置在颈内动脉（Internal Carotid Artery，ICA），如果是后循环系统的病变，则将导引导管放置在椎动脉（Vertebral Artery，VA）。通过将导引导管放置在尽可能的远端，可获得较强的支撑力（图16-3a）。

#### ▶ 通过病变

为了进行球囊扩张和Wingspan®置入，需要300cm的微导丝通过病变。更换300cm的微导丝次数越多，血管穿孔和导丝意外移位的风险就越高，因此应尝试如下方式通过病变。

首先，选择狭窄部位看起来最长的工作角度。推进300cm的0.014in微导丝和球囊导管，用微导丝小心地通过病变（图16-3b）。如果ICA和大脑中动脉（Middlecerebral Artery，MCA）M1狭窄，则将微导丝放置于M2左右。如果VA和基底动脉（Basilarartery，BA）狭窄，则将微导丝放置于大脑后动脉（Posterior Cerebral Artery，PCA）P2左右，沿着微导丝将球囊导管缓慢向狭窄处推进。

上述方法难以通过病变时，可采用300cm的0.014in微导丝和微导管。用微导丝通过狭窄部位，推进到足够远的位置后，撤出微导管，更换球囊导管。

如果仍不能通过，则尝试用200cm的0.014in微导丝和微导管通过病变。将微导丝推进到越过狭窄处足够远的位置，跟进微导管到此处。撤出200cm的微导丝，送入前端塑形成小J形的300cm微导丝。撤出微导管，送入球囊导管，缓慢向狭窄处推进。

#### ▶ PTA

在球囊导管上连接压力泵，以每分钟1个大气压左右的速度缓慢扩张（图16-3c）。Gateway™和UNRYU的命名压均为6个大气压，首先以2~4个大气压为目标进行扩张，维持1~2min，然后缓慢收缩球囊。微导丝留置在病变远端，将球囊拉回病变近端进行造影，以确认扩张程度和有无夹层等。

如果扩张情况良好，10~20min后可重复造影，评估是否因弹性回缩引起再狭窄或血栓形成，如果没有问题则结束。

当扩张不充分或出现弹性回缩时，使用同一个球囊增加扩张压力后再次进行PTA。也有报道将球囊直径加大1个尺寸，在低压下进行扩张（2min左右）同样是有效的。

◗ Wingspan® 支架置入

　　如果 PTA 发生动脉夹层或因弹性回缩无法维持扩张状态，则在对 PTA 后的再狭窄进行治疗时，置入 Wingspan® 支架。置入 300cm 的微导丝，撤出球囊导管（图 16-3d）。

　　Wingspan® 支架的输送系统是 OTW，Wingspan® 本体是内管和外层管鞘之间被隔离的结构。输送系统沿着 300cm 的微导丝推进到狭窄部位的稍远位置（图 16-3e）。将内管向前移动，直到内管的近端稳定导管到达支架近端的标志物为止，然后将整个系统一点一点拉回到凹槽，进行支架的定位。用右手固定内管，左手后撤外层管鞘，放置支架（图 16-3f）。由于 Wingspan® 支架采用开环结构设计，释放后不能再调整位置，应小心地将其留置在定位的地方，以免移动。微导丝在病变远端的状态下撤出输送系统，进行造影。当残余狭窄超过 50% 时，考虑选择比正常血管直径细、比支架长度短的球囊，进行后扩张。10~20min 后，重复造影，确认扩张良好，无血栓形成等情况后，结束手术。

### 图 16-3　手术技术

a：尽量将导引导管放置至远处
b：推进微导丝和球囊导管，通过微导丝通过病变
c：将球囊导管推进到病变部位，进行扩张
d：撤出球囊导管
e：推进 Wingspan® 支架
f：释放 Wingspan® 支架

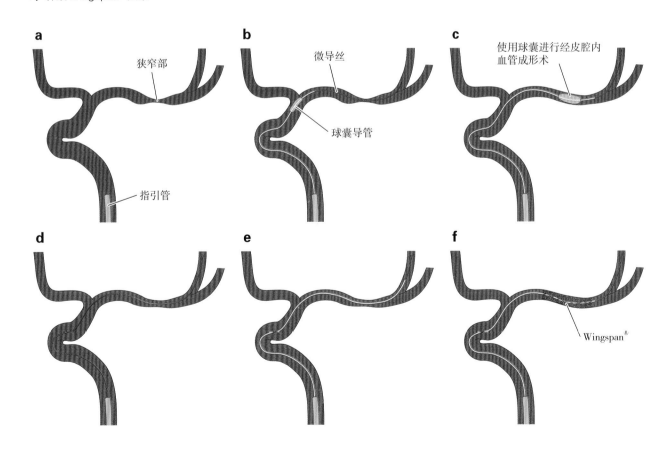

## 并发症的风险和预防

### ▶ 通过病变时的血管穿孔、夹层

当微导丝通过病变时，特别是在高度狭窄的病变中，有时会引起血管穿孔和夹层。为了确保沿病变的真腔走行，建议使用柔软的微导丝。为了提高微导丝的自由度，建议从微导管中送出足够的长度进行操作，在放大后拍摄的路径图下进行操作等很重要。

### ▶ 长导丝血管穿孔

在使用 300cm 微导丝进行器械更换时，操作时要小心谨慎，以免导丝脱落或跳跃。特别是在跳跃的情况下，有引起血管穿孔的危险，必须注意。为了防止跳跃，重要的是仔细观察系统的弯曲程度，调节微导丝上的张力。为了防止在跳跃时血管穿孔，导丝前端必须塑形成小 J 形，尽量留置在直的、没有分支的血管中。

### ▶ 动脉夹层、动脉破裂引起的出血

PTA 会引起动脉夹层和动脉破裂。伴有强烈钙化的病变，通过 PTA 难以扩张，动脉夹层的风险较高。动脉破裂多为严重出血，是可致命的并发症。球囊直径应参照正常血管直径（近端或远端较细的一侧）的 70%~80% 进行选择，进行缓慢的扩张和回缩是非常重要的。在扩张不充分的情况下，可考虑提高球囊的扩张压力和尺寸，但不能轻易采取，应考虑出血风险慎重判断。不以完全扩张为目标。

### ▶ 血栓形成

施行 PTA 的狭窄部位和支架内有可能发生血栓。术前同时使用 2 种以上抗血小板药物，术中进行全身肝素化，使 Activated Clotting Time（ACT）维持在 250~300s。发生血栓时，有再次进行 PTA 扩张血管，给予抗血栓药物（点滴或局部动脉注射奥扎格雷钠或阿加曲班，局部动脉注射尿激酶等，局部动脉注射均不属于保险适应范围）等应对方法。

### ▶ 穿支或分支动脉的闭塞

PTA 使斑块变形、移动，有可能造成附近分支闭塞（雪犁效应）。容易在穿支较多的 MCA M1 和 BA 上产生。对狭窄部位进行放大造影，掌握斑块和穿支及分支动脉的位置关系是很重要的。穿支动脉从斑块内发出时，风险特别高。

## 围术期管理

抗栓治疗可以继续使用 DAPT，同时使用抗凝药（肝素或阿加曲班持续滴注）。颈动脉支架置入术（Carotid Artery Stenting，CAS）采用同样策略，有可能发生过度灌注综合征的情况时，如果术后 SPECT 的血流上升幅度大于对侧 1.5 倍，就要进行严格的血压管理，必要时还要使用静脉麻醉药进行镇静等。

PTA 的情况下，通过 MRA、CTA 和血管造影（Digital Subtraction Angiography，DSA），在 Wingspan® 支架置入的情况下，通过 CTA 或 DSA 进行随访，进行再狭窄的评估。术后 3 个月继续服用 DAPT，如无再狭窄，抗栓药物减量为 1 种。

## ● 治疗方法

### 通过病变时

在使用微导丝通过狭窄部位之前，对病变进行放大造影，以便掌握详细形态。将该图像作为路径图，根据狭窄部位的形态，一边慢慢转动前端塑形的微导丝，一边推进。中途卡住或无法推进时，如果强行按压，会引起血管穿孔或夹层，因此要将导丝撤回，改变推进方向。如果没有阻力地通过病变就是真腔，要将导丝推进到比越过病变足够远的位置，并牢牢固定防止移位。

### 器械的更换

为了顺利的更换器械，首先重要的是工作环境。操作台（工作台）是必须的，整理好导管的输液管道、气缸和纱布等，以免干扰操作。为了防止导丝弯曲，将其拉直。

送入器械时，助手要确保导丝不动，直到术者能够固定微导丝为止。术者握住导丝后助手要松手，以免导丝的远端从操作台上掉下来。推进器械时，要注意手的移动和器械前端的移动。在与手的动作一一对应推进的情况下，器械是安全的。如果手的操作无法传递到器械前端，则提示在血管弯曲部产生阻力，在器械开始前进时，大多会跳跃，因此器械前端一旦开始推进，则会暂时停止操作，使整个输送系统随时可复位。当器械停止前进后重新开始送入，反复进行该过程，将其放置至目标位置。

撤出器械时，助手要固定导引导管。术者在消除系统整体的偏转后，用右手握住微导丝，使导丝前端不动，同时按照"尺蠖"的要领，用左手一点一点撤回器械。重复这一过程，然后撤出器械。最重要的是不要使导丝弯曲。双手的间距，在熟练之前最好缩小一些。助手在导线从导引导管中出来后固定住，并告知术者已确保安全。

## 释放 Wingspan® 支架

将 Wingspan® 支架输送系统沿着 300cm 的微导丝推进到狭窄部位的稍远处后，内管的近端稳定导管到达支架近端的标记带前将内管向前移动，有时阻力大，难以操作。如果强行推送，输送系统有可能会折断，因此应将整个输送系统一点一点后撤，取得合适的角度，进行支架定位，释放支架。

参考文献

[1]  Samuels OB, Joseph GJ, Lynn MJ, et al. A standardized method for measuring intracranial arterial stenosis. AJNR American journal of neuroradiology 2000; 21: 643-646.

[2]  Mori T, Mori K, Fukuoka M, et al. Percutaneous transluminal cerebral angioplasty: serial angiographic follow-up after successful dilatation. Neuroradiology 1997; 39: 111-116.

[3]  Mori T, Fukuoka M, Kazita K, et al. Follow-up study after intracranial percutaneous transluminal cerebral balloon angioplasty. AJNR American journal of neuroradiology 1998; 19: 1525-1533.

# 第十七章 颅外动脉病变

斋藤新　弘前脑卒中、康复训练中心内科

## ● 前言

### 锁骨下动脉狭窄

以双上肢血压不对称和脉搏弱被发现的情况很多。

治疗适应证为锁骨下动脉狭窄伴有临床症状的情况，即患侧上肢缺血的病例和锁骨下动脉盗血综合征病例。另外，在既往使用胸廓内动脉进行动脉旁路手术的病例中，锁骨下动脉狭窄导致心肌缺血的情况下，也可适用。

对于锁骨下动脉狭窄，损伤小、并发症少的血管内治疗是首选。

但是，有报告显示，锁骨下动脉狭窄症的病例多数在无症状的情况下介入开通，对于无症状的病例应慎重考虑适应证。

### 椎动脉（Vertebral Artery，VA）起始部狭窄

多以后循环区域的脑栓塞为表现被发现。颈动脉超声检查或 CTA、MRA 也有可能偶然发现。

没有明确的适应标准，一般来说，"不管内科治疗如何，椎基底动脉系统的一过性脑缺血发作（Transient Ischemic Attacks，TIA）和脑栓塞反复发作的情况"和"症状性高度狭窄病变，对侧椎动脉发育纤细以及闭塞的情况"等都适应。

血管内治疗 VA 起始部狭窄比外科手术损伤小，而且从并发症的角度来看也是首选。

### 诊断

CTA 和血管造影（图 17-1）是获取狭窄部位和程度，以及来自主动脉弓分支信息的有效方法。为评估锁骨下动脉盗血现象，可进行对侧选择性 VA 造影（图 17-2）。对于锁骨下动脉起始部闭塞病例，主动脉弓和患侧锁骨下动脉同时造影是有用的。

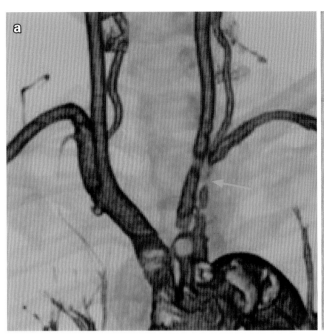
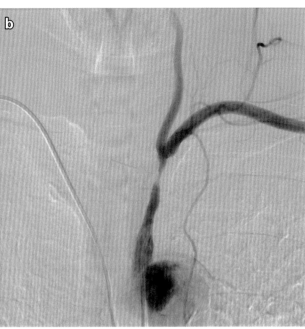

## 图 17-1　锁骨下动脉狭窄

同一患者的 CTA 和血管造影。血管造影可以正确的评估病变

a：CTA 造影
b：血管造影

## 图 17-2　锁骨下动脉盗血现象

右 VA 造影显示逆行至左 VA，向左锁骨下动脉远心端方向供血

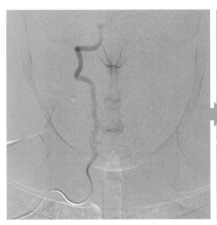
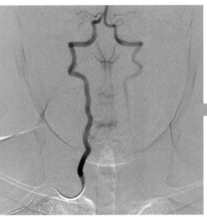
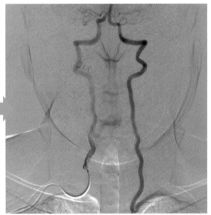

从支架置入术前开始一定要服抗血小板药。最好在治疗前一周开始服用两种药物。

在锁骨下动脉进行支架置入时，考虑到导引导管的稳定性和保护 VA 的话，要预先做好从患侧肱动脉和股动脉两方面入路的准备，这样操作才安全。合并头臂动脉（Brachiocephalicartery）和颈总动脉（Common Carotial Artery，CCA）狭窄时，从防止栓塞的观点考虑可进行颈动脉直接穿刺，但由于术后血肿形成有压迫气道的危险，应在全身麻醉下进行。

在导管不稳定的情况下，贯穿法（自肱动脉送入导丝，沿股动脉送出体外）（图 17-3），从而可以牢牢固定导丝，需要预先准备鹅颈圈套器。

有报告称，在锁骨下动脉狭窄病变中，当发生椎动脉栓塞时，可出现严重并发症，应事先准备好装置进行保护。滤网型保护装置可能无法从受累的椎动脉撤出，因此球囊型远端保护装置更适合。

由于对锁骨下动脉狭窄容易定位，所以喜欢使用球囊扩张型支架。但是，由于锁骨下动脉的远端夹在锁骨和肋骨之间，并且是靠近肩关节可动的部分，所以球囊扩张型支架一旦受到一定的外力，有可能会变形。当病变波及远端时，可选择自膨型支架（表 17-1）。

对于 VA 起始部狭窄也以同样的理由使用球囊扩张型支架。根据血管直径的不同，也有选择冠状动脉支架的情况，但应充分注意这并不适用于保险。

## 图 17-3　贯穿法

a：自肱动脉送入导丝通过病变
b：自股动脉送入鹅颈圈套器捕获自肱动脉送入的导丝。(→)向两侧拉伸，沿股动脉导管将导丝拉出到体外，并牢牢固定住，可以稳定地进行后续手术操作

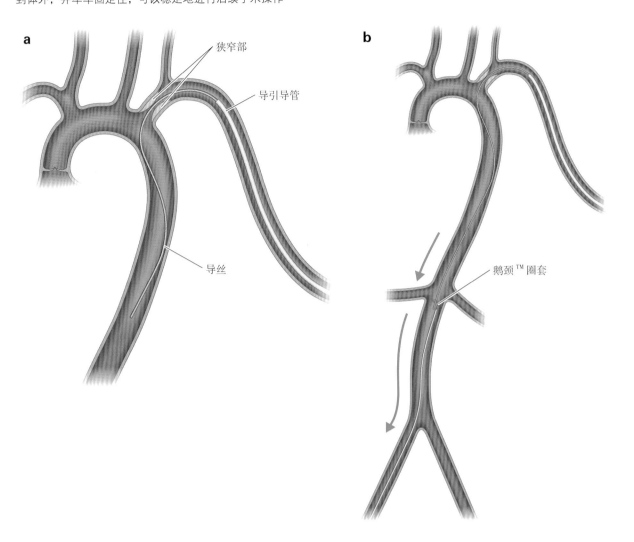

## 表 17-1　支架系统 *

| 支架 | 扩张 | 支架直径（mm） | 支架长度（mm） | 系统有效长度（cm） | 适合导丝（in） | 最小适合尺寸（Fr） |
|---|---|---|---|---|---|---|
| Express™ LD | 球囊扩张型 | 7，8，9，10 | 17，25，27，37，57 | 75，135 | 0.035 | 6，7 |
| Omnilink Elite® | 球囊扩张型 | 6，7，8，9，10 | 19，29，39 | 80，135 | 0.035 | 6，7 |
| PALMAZ® STENT | 球囊扩张型 | 6，7，8 | 20，30，40 | 80 | 0.035 | 6，7 |
| PALMAZ® GENESIS | 球囊扩张型 | 4，5，6 | 10，11，13，14，16，17 | 142 | 0.014 | 6 |
| SMART® | 自膨型 | 6，7，8，9，10 | 30，40，60，80，100 | 80，120 | 0.035 | 6 |
| Absolute Pro® | 自膨型 | 7，8，9，10 | 30，40，60，80，100 | 80，135 | 0.035 | 6 |
| Epic™ | 自膨型 | 6，7，8，9，10，12 | 40，60，80，100，120 | 75，120 | 0.035 | 6 |
| E·LUMINEXX® | 自膨型 | 7，8，9，10，12 | 30，40，60，80，100，120 | 80，135 | 0.035 | 6 |

*：可以用于末梢血管的支架只有 PALMAZ® STENT 和 PALMAZ® GENESIS，其他的基本上是用于髂动脉的支架

## ● 手术技术

### 锁骨下动脉狭窄

#### ▶ 建议

在锁骨下动脉放置支架时，可以从患侧肱动脉或一侧股动脉，也可以从两方面共同入路，但导引导管的尺寸最好是肱动脉为 6~7Fr，股动脉为 7~9Fr。如果不从肱动脉置入支架，可以采用止血较容易的 4Fr，但如果经由肱动脉进行远端栓塞的预防，建议采用 6~7Fr。

#### ▶ 肝素注射

将 Activated Clotting Time（ACT）保持在 250s 以上。标准剂量为 50~75U/kg，或 4000~5000U。之后每 1h 追加注射 1000U。

#### ▶ 贯穿法

利用 0.035in 的长导丝自肱动脉送入通过病变，从留置在股动脉的导管引出体外，握住导丝两端。使用该系统可以进行稳定的手术（图 17-3）。

#### ▶ 预防脑栓塞

在对 VA 逆行性血流的锁骨下动脉狭窄进行支架置入时，由于 VA 顺行性血流的出现需要 5min 以上，所以没有必要保护，锁骨下动脉狭窄出现了 VA 栓塞时，有报告说出现严重并发症的可能性很高，应该尽量进行预防，对预防措施出现了意见分歧。作者认为，虽然操作有些烦琐，但如果条件允许的情况下还是建议进行。推荐保护装置是球囊型。

当保护装置难以从患侧肱动脉置入时，最好使用前端弯曲（或前端手工塑形）的 5Fr 导引导管（图 17-4）。

如果病变跨越 VA 分支，由于保护装置有可能被支架和血管夹住而无法撤出，所以要从肱动脉的导引导管或导管鞘进行负压吸引预防脑栓塞。在锁骨下动脉远端病变且与锁骨下动脉起动处有足够距离时，从股动脉置入球囊导引导管，也有可能通过近端保护预防脑栓塞。

#### ▶ 预扩张

其目的是确保支架能够通过病变，并通过估计病变长度来决定支架的选择，但有时也会根据情况省略。高度狭窄病变以直径 2.5~3.0mm 的球囊为标准。如果球囊的长度过短，扩张时就会移位，因此使用比病变长度长 1~2cm 左右的球囊。对于闭塞病变使用穿透性好的球囊。也有先用小直径的球囊扩张，然后再增大尺寸的方法。

#### ▶ 支架置入

使用球囊扩张型支架的情况很多。起始处病变时，应将支架突出到主动脉弓内 1~2mm。远端病变时，从股动脉将支架放置于合适位置。置入时尽量不要累及 VA。在迫不得已的情况下，或由于斑块移位而使 VA 闭塞的情况下，预先在 VA 中送入一根导丝。

图 17-4　保护装置置入困难例子的应对方法

根据 VA 的分支角度，保护装置的置入有时会变得困难

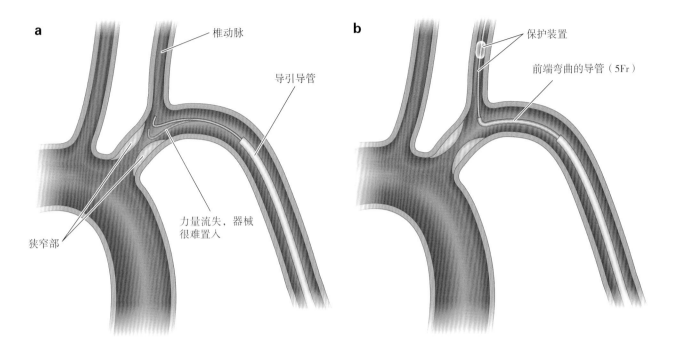

◗ 后扩张

　　球囊的粗细应选择血管直径的 80% 左右，长度应选择比支架短的尺寸。如果扩张时患者有疼痛感，就有血管破裂的危险，因此要避免进一步扩张，不要追求完美的扩张。

◗ 回抽血液

　　在球囊扩张结束前和支架置入结束前（自膨型支架则在支架置入开始时），从肱动脉的导引导管或动脉鞘进行负压吸引，并尽可能进行回抽血液。当保护球囊的位置接近 VA 起始处时，或因支架干扰而使吸引导管无法送入至 VA 时，也可以省略使用吸引导管的回抽血液。

◗ 围术期管理

　　留意椎基底动脉供血区域的缺血性卒中事件。支架内血栓很少见，但为了预防，应继续服用抗血小板药物。也有将 500U/h 肝素持续 6~12h 的情况。

◗ 随访

　　注意再狭窄。有很多报告显示，锁骨下动脉狭窄支架后再狭窄的发病率为 15% 左右。数年后有再次狭窄的报告，最好长期进行随访。即使再狭窄，如果没有症状，也可以选择不进行治疗。再次治疗时，单独使用球囊的效果不佳，最基本的方法是重新放置支架。

## | VA 起始部狭窄

**▶ 入路选择**

一般选择从股动脉置入 6~7Fr 的导管。在导管不稳定的情况下，有从导管向锁骨下动脉远端送入另一根导丝的方法和从患侧肱动脉引导鹅颈圈套器并固定住导丝的方法（图 17-5）。但是，也有锁骨下动脉迂曲明显，难以置入导管的病例，对于这样的病例，考虑从上肢动脉入路。

**▶ 肝素注射**

ACT 保持在 250s 以上。标准为 50~75U/kg，或 4000~5000U 给药。之后每 1h 追加注射 1000U。

**▶ 预防脑栓塞**

从结论来说，一般不需要预防脑栓塞。理由如下。

·使用球囊型器械，用吸引导管回抽血液时，可能会与支架发生干扰而无法送入、支架位置偏移等问题。

·滤网型器械，由于血管直径小，可能会导致滤网无法紧贴血管，或因回收装置的干扰而产生支架脱落的风险。

·很多病变的斑块负荷相对较小。

**▶ 预扩张**

目的是确保支架通过病变。2.0mm 或 2.5mm 的尺寸比较合适。如果球囊长度过短的话会在扩张时移位，因此应使用比病变长度长 1~2cm 左右的气球。

**▶ 支架置入**

在锁骨下动脉突出 1~2mm 左右的情况下进行放置。调整成狗骨头状的位置比较好。

**▶ 后扩张**

采用与远端血管直径大致相同或稍小的尺寸，且比支架长度短的球囊进行。

**▶ 并发症**

椎基底动脉供血区域的远端栓塞，发病率为 0.2%。其他并发症还有血管夹层、穿刺处血管并发症、胆固醇结晶栓塞综合征等。

## 图 17-5　双导丝技术和鹅颈圈套器的使用

a：将 0.035in 的导丝通过锁骨下动脉远端来稳定导引导管（Buddy Wire Technique）

b：通过从同侧肱动脉送入的鹅颈圈套器捕获导丝并固定，使导引导管更稳定

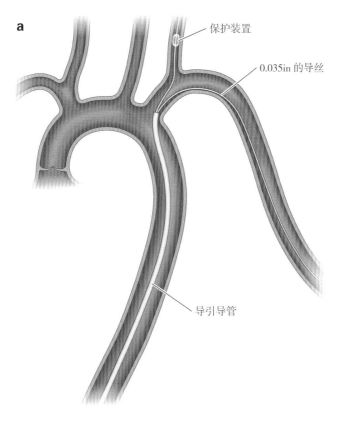

a

保护装置

0.035in 的导丝

导引导管

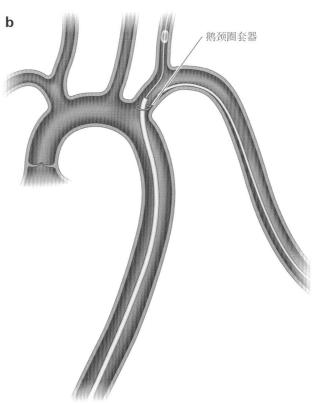

b

鹅颈圈套器

## ● 治疗方法

在手术过程中，一定要将导引导管的前端和导丝的前端都放入视野中，注意不要偏离位置。前者是为了防止导引导管与球囊和支架发生干扰，后者是为了防止血管夹层和穿孔。

### 预防脑栓塞

为了减小VA受影响的范围，建议尽量在病变处附近扩张球囊，进行预防脑栓塞。

### 支架置入

首先，引导支架通过病变，然后调整支架放置的位置。这样就不会产生弯曲，留置时不易产生偏差。如果不同轴，导丝就会产生弯曲，在置入支架时，由于这种弯曲，支架很容易偏离至远端。另外，由于呼吸可能会导致支架放置位置的偏移，因此，在可能的情况下，让患者进行屏气等呼吸控制是很重要的。缓慢扩张球囊时支架呈狗骨头状，便于定位（图17-6）。

### 图 17-6　支架的定位

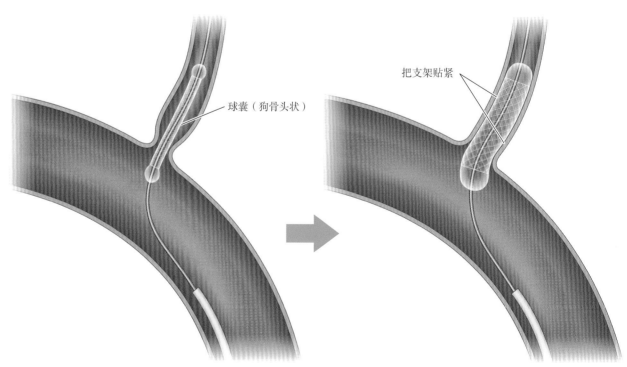

首先用低压使其缓慢扩张，形成狗骨头状。在这种状态下让患者屏住呼吸，决定位置

确定位置后，进一步加压使支架紧贴血管壁

球囊（狗骨头状）

把支架贴紧

参考文献 ——————————————————————————————————

[1] Song L, Zhang J, Li J et al. Endovascular stenting vs. extrathoracic surgical bypass for symptomatic subclavian steal syndrome. J Endovasc Ther 2012; 19: 44-51.

[2] Schillinger M, Haumer M, Schillinger S, et al. Outcome of conservative versus interventional treatment of subclavian artery stenosis. J Endovasc Ther 2002; 9: 139-146.

[3] 原田 啓, 中原一郎, 田中正人, ほか. 鎖骨下動脈, 腕頭動脈の動脈硬化性狭窄・閉塞病変に対するステント留置術の成績と治療戦略. 脳神経外科 2004; 32: 151-158.

[4] Diethrich EB, Marx P, Wrasper R et al. Percutaneous techniques for endoluminal carotid interventions. J Endovasc Surg 1996; 3: 182-202.

[5] 中原一郎, 滝 和郎, 菊池晴彦, ほか. 頭頚部主幹動脈の percutaneous transluminal angioplasty における protection balloon. 脳卒中 1994; 16: 256-264.

[6] Ringelstein EB, et al. Delayed reversal of vertebral artery blood flow following percutaneous transluminal angioplasty for subclavian steal syndrome. Neuroradiology 1984; 26: 189-198.

[7] Kachel R, et al. Subclavian arteries and veins. Handbook of Cardiovascular Interventions, Churchill Livingstone, 1996, p855-869.

# 结　束

感谢您将本书读到最后。

脑血管内治疗是在不接触大脑的情况下治疗脑血管狭窄 / 闭塞的好方法。但是，由于是透视下进行操作在血管内置入异物的治疗，所以有一定概率会产生并发症。我们想把概率降到零，从术前检查到术后都应认真对待。另外，在出现并发症的情况下，要彻底找出其原因，然后再加以补救。结果，选择恰当的治疗方法，经过周密的准备，细致的手法，可以避免很多并发症。现在的工作人员们都切实地感受到了这种效果，最近都是以同样的视角致力于治疗。

本书是毫不吝惜地展示了与很多工作人员在经历许多病例的过程中得到精华的"作品"。包括我自己在内的工作人员互相看了对方的章节，成为能认可的内容。希望对大家以后的临床工作有所帮助。

吉村绅一

兵库医科大学脑神经外科学讲座主任教授